宝宝
健脾养胃
成长食谱

李爱科 / 主编

北京市隆福医院副主任医师
北京中医药学会儿科专业委员会常务委员

U0260425

江苏凤凰科学技术出版社 · 南京

图书在版编目（CIP）数据

宝宝健脾养胃成长食谱 / 李爱科主编. —南京：
江苏凤凰科学技术出版社，2024.5（2025.4 重印）
ISBN 978-7-5713-3905-0

Ⅰ.①宝…　Ⅱ.①李…　Ⅲ.①小儿疾病－脾胃病－食
物疗法－食谱　Ⅳ.①R247.1 ②TS972.162

中国国家版本馆 CIP 数据核字（2024）第 000589 号

宝宝健脾养胃成长食谱

主　　　编	李爱科	
责 任 编 辑	汪玲娟　钱新艳	
责 任 校 对	罗章莉	
责 任 设 计	蒋佳佳	
责 任 监 制	刘文洋	

出 版 发 行　江苏凤凰科学技术出版社
出版社地址　南京市湖南路 1 号 A 楼，邮编：210009
出版社网址　http://www.pspress.cn
印　　　刷　南京海兴印务有限公司

开　　　本　718 mm×1 000 mm　1/16
印　　　张　11
字　　　数　150 000
版　　　次　2024 年 5 月第 1 版
印　　　次　2025 年 4 月第 6 次印刷

标 准 书 号　ISBN 978-7-5713-3905-0
定　　　价　36.00 元

图书如有印装质量问题，可随时向我社印务部调换。

前言

　　我是一名中医儿科大夫，在多年的临床工作中发现，孩子的许多常见问题都是脾胃不好引起的：比如，有的孩子平时很瘦弱，一到季节变换就会感冒；有的孩子平时酷爱吃肉，不喜欢吃蔬菜，成了"小胖墩"；有的孩子咳嗽起来没完没了，甚至彻夜难眠；有的孩子经常念叨肚子痛，常被腹泻或便秘困扰……这些令家长困惑和焦虑的问题，通常是孩子的脾胃虚弱引起的。

　　中医认为，脾胃好比是孩子身体内的粮仓，负责储藏供身体所需的粮食，并把这些粮食转化成营养物质，供孩子消化吸收。孩子生长发育得好不好，抗病能力强不强，能不能长高个，都和脾胃的功能密切相关。脾胃好的孩子，吃饭香、睡眠好、少生病；脾胃虚弱的孩子，消化差、不长个、身体弱。

　　在中医儿科多年的摸爬滚打中，我摸索出一个经验：让孩子的脾胃功能变得强大，食养是最重要的途径。孩子的吃饭问题一直都是家长十分关心的，吃多了怕积食，不爱吃饭又担心营养跟不上，影响孩子的生长发育。那么，究竟该如何食养，才能使孩子的脾胃变得强健呢？

　　本书针对家长普遍关心的孩子饮食问题，结合我 30 余年中医儿科临床经验，告诉大家养护孩子脾胃的具体方法。同时，本书以《儿童青少年生长迟缓食养指南》（2022 年）为蓝本，给出了预防儿童生长迟缓的饮食方案，并结合我国不同地域的饮食特点推荐具体的食单，供全国各地的家长朋友参考借鉴。本书在饮食调理的基础上，还辅以小儿推拿疗法，以期多管齐下，呵护孩子的脾胃。

　　真诚希望这本书能给您的孩子带来健康，让孩子的脾胃变强大，从此不再惧怕疾病困扰。让每一位孩子快乐无忧地茁壮成长，是我作为一名儿科大夫最大的心愿！

误区 **1** 孩子吃得多，就能摄取丰富的营养

有一些家长认为，孩子正在长身体，要吃饱、吃好，否则营养不足、长不高。他们习惯让孩子吃到撑，结果导致积食，伤害了脾胃。其实，这种行为习惯并不可取，营养均衡、合理的饮食才是孩子健康成长的基础。

食补脾胃这些误区要避开

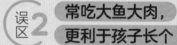

误区 **2** 常吃大鱼大肉，更利于孩子长个

现在许多家长是什么贵就给孩子吃什么，顿顿离不开鱼、肉，这是一种不科学的饮食观念。民间将鱼称为"发物"，而婴幼儿的内分泌系统还没有发育完善，各种酶的分泌还没健全，过早接触"发物"易引起致敏反应，还容易生湿疹和疮。

猪肉性微寒，多吃容易生湿、痰，湿聚而为水肿，容易让孩子虚胖。此外，痰湿内蕴，郁积化火，身体就会上火。

但是，并不是说不让孩子吃鱼、肉，因为肉食含有蔬菜中没有或含量较低的营养素，比如动物蛋白质、铁、钙等。家长在给孩子添加肉类食物时，要注意控制摄入量，避免损伤孩子的脾胃。

误区 **3** 孩子喜欢吃什么，就使劲吃什么

爸爸妈妈看见孩子喜欢某一种食物，就无节制地让孩子吃。比如，孩子喜欢吃炸鸡腿，就买好几根让他吃，结果孩子积食了，继而导致脾胃不和，没胃口吃其他东西，于是加重营养不良，影响生长发育。

误区 **4** **吃饭像打仗，家长化身"追喂族"**

现在的家庭基本上是多个大人围着一个孩子转，也就有了足够的时间和孩子"周旋"。有些家长会追着孩子喂饭，孩子吃一口饭就要花上五六分钟，甚至十分钟时间，导致孩子没有吃饱饭，家长又很累。孩子没有吃饱，饭后不久就又饿了，自然会找一些小饼干之类的零食吃，而这些零食都是含有添加剂的，常吃会让孩子脾胃虚弱。

 误区 **5** **夏天过食冷饮，不知节制**

脾胃是对外界气候和温度很敏感的器官，如果夏季不加节制地让孩子吃雪糕、喝冷饮或吃冰镇西瓜，再长期待在空调房中，就会导致孩子消化不良、胃痛，甚至腹泻，从而对脾胃功能造成不良影响。

 误区 **6** **常吃重口味的食物**

许多家长做菜时习惯放很多调味料，还会放很多油，认为这样做菜味道好，孩子才喜欢吃。实际上，过食"肥甘厚味"的食物会让孩子产生内热，使孩子脾胃受损。

误区 **7** **不停地让孩子喝水**

有的家长怕孩子上火，不停地让孩子喝水，每天抱个水壶跟在孩子后面，不管渴不渴都让他喝。给孩子喝水时，可以先看看他的舌苔：如果苔少，而且舌尖红，说明孩子体内有火，该多喝水；如果孩子的舌苔厚，舌体胖大，说明他消化不好，有湿困脾，这时，就不能再给孩子多喝水，否则脾消化不了。

误区 **8** **空腹吃水果**

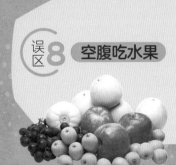

在孩子空腹的状态下，胃酸的浓度是很高的，此时如果给孩子吃大量水果，就会让胃酸和水果中的成分结合，形成难以溶解的沉淀物。一旦沉淀物结成大块，就会让孩子胃内压力升高，引起胀痛，产生反酸、胃胀等一系列不适的反应与消化道疾病。

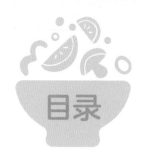

目录

药食本同源，
食养是孩子脾胃强壮的关键

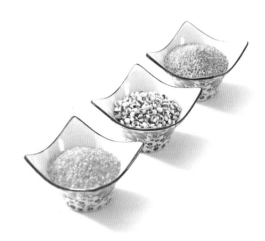

 补脾胃 20 种黄金食材

跟着季节选食物，
孩子脾胃强大，邪气绕道走

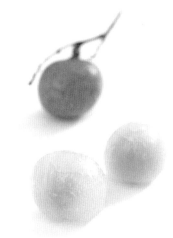

四 发现疾病小信号，饮食调理见效快

五 脾肺肾同养，孩子常见病对症食疗方

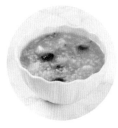
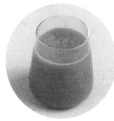
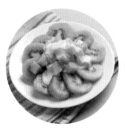
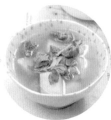

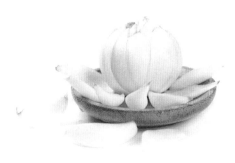

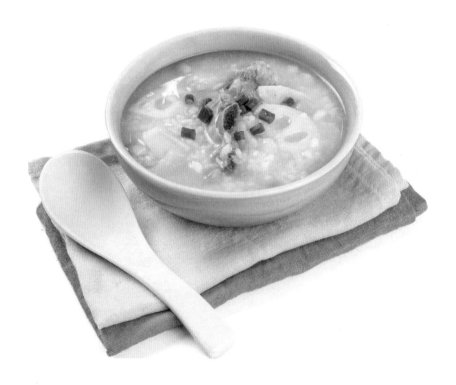

六 药补不如食补，孩子长得高、眼睛亮、更聪明

这些问题家长最关心

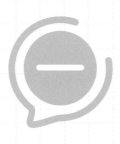

药食本同源，
食养是孩子脾胃
强壮的关键

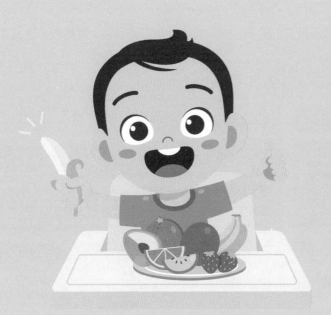

为什么历代中医都重视补养孩子的脾胃

中医认为，造成小孩子生病的原因无非两点：吃多了，冻着了。小儿常见病症有咳嗽、发热、积食，只要保证脾胃的健康，就能很好地预防和应对这些常见病症。

孩子的脾胃比较虚弱，应节饮食、慎医药

脾为人体气血生化之源，脾不好，吃到肚子里的食物就不能转化为气血输送到全身各处，各个脏器的功能就不能正常运转。

明代医书《幼科发挥》中说："小儿脾常不足，尤当调理，调理之法，不专在医，唯调乳母，节饮食，慎医药，使脾胃无伤，则根本固矣。"意思是说，孩子的脾通常比较虚弱，应着重调理，调理的方法不完全倚赖于医生，而应该调节孩子的饮食，且谨慎用药，使脾胃不受伤害，才能使脾胃强大。该书还得出结论："调理脾胃者，医中之王道。"因此，家长一定要注意养护孩子的脾胃。

贪吃是孩子的本性。有句俗话叫"吃饭不知饥饱，睡觉不知颠倒"，就是形容小孩子的。但是，孩子的脾胃功能还未发育完善，如果吃太多肥甘厚腻的食物，就容易积食，伤到后天之本——脾。

如果脾胃虚弱了，孩子的营养吸收就会出现问题，发育也会比健康的孩子晚。

哪些因素会损伤孩子的脾胃

饮食不当	饮食过量，摄入过多高热量的食物，偏食，挑食
外感六淫 自然界的风、寒、暑、湿、燥、火	风邪容易引起孩子厌食、呕吐、腹胀 寒邪易损脾阳，导致孩子胃寒、呃逆 暑邪易导致孩子夏天胃口不好 湿邪阻滞脾气，孩子会出现腹胀、食欲缺乏等症 燥邪耗伤津液，使脾胃失去濡养，导致孩子进食少、大便干燥 火邪会伤脾耗气，孩子会出现食欲不振、疲劳倦怠等症
情志失调	忧思伤脾：脾气郁结就会生病

掌握一天中的养脾胃时间表

7：00 喝杯温开水

这时喝 100 毫升温开水可以湿润口腔、食管和胃黏膜，冲刷附着于胃黏膜上的黏液和胆汁，促进胃肠蠕动，还可补充身体流失的水分。

7：30 吃营养早餐

一份好的早餐应当包括谷类、奶类、肉类、豆制品、水果和蔬菜。

10：00 做做身体活动

可以让孩子做一些简单的身体活动，有助于早餐的消化，顺便吃点水果或喝点水，可促进血液循环和代谢废物排出。

11：30 午餐补充蛋白质

午餐应该补充优质蛋白质，可以吃些瘦肉、鱼类、豆制品。饱餐后不要立即坐卧、下蹲或弯腰，以免导致胃食管反流。

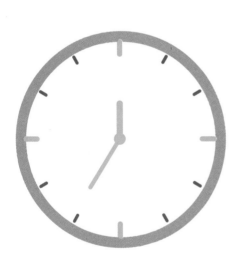

13：00 午休助消化

午休半小时，不仅能让大脑得到休息，还有助于午餐的消化吸收。

19：00 散步

晚饭后不要躺着或久坐，可以散散步，促进食物消化。

17：30 吃清淡易消化的晚餐

进食量以七分饱为好，注意补充杂粮和蔬菜。如果进食大量高脂肪、高热量的食物，会导致消化不良，影响孩子睡眠。

孩子生长发育的关键：健脾还要养肾

脾胃为后天之本，气血生化之源，为孩子的生长发育提供保障；肾藏精，主骨，生髓，为先天之本，直接关系到孩子的生长发育，肾有赖后天脾胃运化的水谷精微的充养。因此脾胃和肾功能强弱与孩子的生长发育密切相关，促进孩子生长发育，不仅要健脾还要养肾。

补钙从补脾固肾开始

现在许多家长都意识到，钙对于孩子的成长很重要，也很注意给孩子补钙。

可是为什么不少孩子还是缺钙呢？其实，要达到有效补钙的目的，就要提高孩子对钙的吸收能力，而不是单纯提高钙的摄入总量。五脏中的脾和肾对钙的吸收影响很大，家长在帮孩子补钙时，一定要注意从健脾补肾入手。

中医认为"肾主骨"，就是说骨质的生长和发育主要受肾控制。现代医学认为，人体的肾脏对体内钙的调节、平衡起主导作用，同时也是钙主要的排泄途径。

脾"主运化""主升清"，各种营养成分、精微物质都要通过脾来消化吸收并运输到全身各地方。很多孩子在补钙时会出现便秘、厌食等现象，就是因为孩子脾气不足造成的。所以，中医认为增强孩子对钙的消化能力，关键在于调整孩子体质，提高孩子的脾肾功能。

补脾固肾吃什么最有效

孩子补脾固肾，从饮食调理是简单有效的方法。可让孩子适当多吃这些食物：

山药：健脾固肾
方法：可以制成蓝莓山药、山药米糊、山药红薯泥等。

板栗：益气补脾，补肾强筋
方法：可以用板栗和黄牛肉一起炖着吃。

核桃仁：补肾固精，润肠通便
方法：可以用核桃仁和芹菜一起凉拌食用。

香菇：健脾胃，补肾气
方法：可以做成香菇鸡蛋面给孩子吃。

脾和肺是母子，脾肺同补病少大半

一般情况下，孩子的常见病主要集中在脾和肺上，把这两脏安抚好，孩子的病就少了大半。

培土生金——中医常用补脾的办法养肺

清代儿科名著《幼科铁镜》中说："脾脏属土，土为万物之母，亦是人身之母。"脾与肺的关系是土生金的关系。脾土不好了，肺金的功能也会跟着变差。那些脾胃不好的孩子，就容易感冒、发热、咳嗽。天稍微变凉就容易感冒，气温突然变化就容易发热。

古代行军打仗，经常说"兵马未动，粮草先行"。如果把小孩子的身体比作一支军队，脾胃就是负责"粮草"的押运官，要想让孩子身体棒棒的，就必须先把脾胃调理好。

因为小儿"脾常虚"，而脾气虚会使肺气不足，也就是"土不生金"，故调理时应该用"培土生金"的办法。用补脾的办法养肺，能够预防呼吸系统疾病。

补脾养肺吃什么最有效

孩子通过补脾的方式来养肺，饮食是最直接的途径。

糯米：健脾和胃，补中益气
方法：可以用糯米和山药一起煮粥食用。

薏米：健脾补肺，清热利湿
方法：可以用赤小豆和薏米一起煮粥。

莲子：补脾止泻，益肾
方法：可以用莲子、银耳、冰糖、枸杞子做成银耳莲子羹。

红枣：补脾和胃，益气生津
方法：可以用核桃和红枣打成米糊。

孩子不胖不瘦，
关键是吃对一日三餐

为什么现在有些孩子要么很胖，要么很瘦？原因是多方面的，主要内因是孩子脾胃虚弱。

"小胖墩"和"豆芽菜"都是脾胃功能不好引起的

瘦弱的孩子，人们常用"豆芽菜"的样子来形容，这种孩子一般都脾胃虚弱。孩子脾胃功能不好，吃进去的食物不能很好地消化吸收，自然非常瘦。这类孩子通常脸色不好，睡眠也不好，身体素质也不好。如果这时候不注意调养脾胃，进一步发展就会出现营养不良，也就是中医说的"疳积"。孩子很瘦，生长发育也会受到影响。

至于小胖墩，大家可能觉得这类孩子能吃，为何还脾胃虚弱呢？因为仅是能吃不一定身体好，还要看他吃进去能不能消化。如果脾胃虚弱，吃得多而不能消化，就会变成虚胖。

顺着脾胃的脾气吃对一日三餐

怎样做才是对脾胃好呢？关键是吃对。吃得对就是吃好一日三餐。

选择温和不刺激的食物	选择温热、软烂、平性的食物（如小米、南瓜、山药），减少生冷（冷饮、寒性水果）、油腻（炸鸡、薯片）。烹饪方式以蒸、煮、炖为主，尽量避免煎炸、烧烤。
节制，不过量	三餐规律，避免零食代替正餐。不要让孩子吃太饱，尤其晚餐宜少。不强迫孩子吃完所有食物，孩子主动停筷即可，避免积食。
根据体质与季节调整饮食	根据孩子身体信号和季节灵活改变食谱。夏季湿热时，用茯苓薏米粥代替冰西瓜；冬季寒凉时，早餐喝姜枣茶暖胃。

让孩子养成良好的饮食习惯

良好的饮食习惯可以保护孩子的脾胃不受损伤，为孩子打下坚实的健康基础。在幼儿期培养健康的饮食习惯，能让孩子与食物形成良性互动，伴随他们一路成长。

 多样化饮食

让孩子尝试不同种类的食物，包括各种颜色和口味的蔬菜和水果，这有助于他们对食物保持好奇心，并愿意尝试新食物。

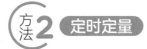 **定时定量**

建立规律的饮食时间，让孩子知道什么时候是吃饭时间，什么时候是零食时间。同时，控制每餐的分量、避免过度饮食。

 了解食物的营养价值

通过简单的方式向孩子解释不同食物的营养价值，让孩子了解为什么这些食物对身体有好处。

自主选择

让孩子在健康的食物中做出选择，比如在超市时让他们选择想要的水果或蔬菜，这可以增加他们对健康食物的兴趣。

 参与食物的准备过程

让孩子参与到食物的准备过程中，比如洗菜、搅拌或装饰食物。这样能够提高他们对食物的兴趣，并了解食物的来源。

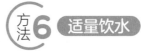 **适量饮水**

教育孩子认识水的重要性，并鼓励他们适量喝水，减少含糖饮料的摄入。

餐桌训娃是大忌；
这样做，孩子懂礼仪

有一些家长常在饭桌上批评教育孩子，认为这是和孩子做思想交流的契机。其实不然，吃饭的时候教训孩子，会影响孩子的情绪，既起不到教育效果，还会给孩子带来巨大的心理压力，极不利于孩子的成长。

饭桌上批评孩子，易伤脾，甚至导致厌食

孩子的食欲，受心情影响比较大，心情愉悦自然胃口比较好，吃得也多；心情压抑便"食不甘味"，没心思吃饭。

许多家长平时工作忙，没有太多时间陪孩子，一天也就吃饭时全家能在一起。家长的出发点是好的，想着能在一起进餐时教育一下孩子，可是聊天的内容动不动就是"你为什么不听话""你怎么不懂得好好学习"……在这种情况下，孩子就没有吃饭的欲望。时间一久，孩子就会将"吃饭"和"挨批评"联系在一起，思虑过久就会伤脾，变得对吃饭比较排斥，严重时还会厌食。

巧妙利用餐桌时间，学习进餐礼仪

家长可以在吃饭的时间，告诉孩子粮食的来之不易，让孩子珍惜粮食；还可以简单告诉孩子各种食物含有的营养物质及对身体的好处，增强孩子的健康意识，同时也能增进亲子关系。

一个孩子的家庭教养和人品，往往在餐桌上体现出来。进餐礼仪对于孩子的人际交往及未来的成长发展，都有重要的帮助。

所以，家长一定要将进餐的礼仪告诉孩子：主动帮长辈摆碗筷；等长辈入座自己再坐；不应把好吃的菜都拉到自己面前；夹菜的时候不许满盘乱翻；尝过的东西不能再放到盘子里。

补脾胃 20 种
黄金食材

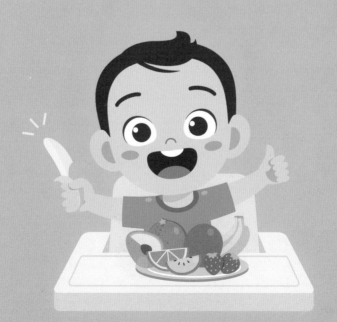

小米
健脾胃，消化好

—— 盛产季节 ——
8~10月

—— 性味归经 ——
性凉，味甘咸；
归脾、胃、肾经

—— 活力营养素 ——
色氨酸、淀粉

—— 适合年龄 ——
6个月以上

—— 哪些孩子不宜吃 ——
气滞、小便清长的孩子

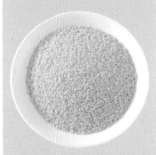

黄金搭配

小米 + 黄豆
和胃安眠

小米 + 胡萝卜
促进消化

营养分析

小米能健脾胃，有助于孩子胃肠蠕动，防止消化不良。现代营养学认为，小米中色氨酸和淀粉的含量都很高，食后可促进胰岛素的分泌，增加进入大脑内色氨酸的数量，分泌出使人产生困倦感的五羟色胺，有助于孩子入眠。

食材巧料理

选购技巧

新小米颜色微黄、色泽鲜艳，有一股小米的清香味；陈小米则色泽比较晦暗。

染色后的小米，闻起来有染色素的气味；用手搓小米，手掌发黄就可能是商家添加了色素。

营养做法

熬粥。用小米熬粥时，应该等水烧开后再加入小米，这样煮出来的小米粥比较黏稠，有利于孩子营养的吸收。

小妙方 • 红枣小米粥：缓解受凉腹痛

取10克红枣洗净，50克小米淘洗干净。将红枣和小米一起放入锅中煮成粥，温热服食。此方可暖脾胃，缓解孩子因受凉引起的肚子疼。

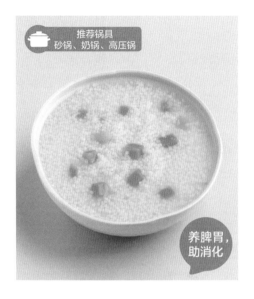

推荐锅具
砂锅、奶锅、高压锅

养脾胃，
助消化

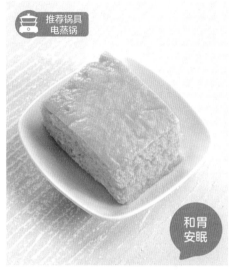

推荐锅具
电蒸锅

和胃
安眠

胡萝卜小米粥 9个月以上

材料 小米50克，胡萝卜30克。

做法

1 小米淘洗干净；胡萝卜洗净，切小丁。

2 锅内加适量清水，大火烧开，小米下入锅中。

3 加入胡萝卜丁，转小火熬煮至粥熟即可。

营养功效

小米具有健脾养胃、养心安神的功效，搭配胡萝卜食用，对治疗孩子因脾胃虚弱引起的消化不良效果很好。

美味秘诀

煮粥时，待水开后再将小米下入锅里，这样不粘锅，也更容易使粥黏稠。

小米面蜂糕 1岁以上

材料 小米面100克，黄豆面50克，酵母3克。

做法

1 用35摄氏度左右的温水将酵母化开并调匀；将小米面、黄豆面放入盆内，加入温水和酵母水，和成较软的面团，醒发20分钟。

2 屉布浸湿后铺在烧沸的蒸锅笼屉上，放入面团，用手抹平，中火蒸20分钟后取出。

3 蒸熟的蜂糕扣在案板上，晾凉，切块食用。

营养功效

黄豆磨成粉后更易消化吸收，与小米面搭配食用，可以增强孩子的脾胃功能，缓解食少腹胀的症状。

玉米

健脾利湿的"珍珠米"

—— 盛产季节 ——
7~10月

—— 性味归经 ——
性平，味甘；
归大肠、胃经

—— 活力营养素 ——
膳食纤维、镁

—— 适合年龄 ——
6个月以上

—— 哪些孩子不宜吃 ——
腹胀、遗尿的孩子

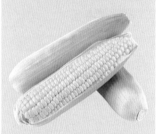

黄金搭配

玉米 ＋ 冬瓜
健胃消食

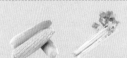

玉米 ＋ 芹菜
开胃，缓解便秘

营养分析

中医认为，玉米有健脾利湿、开胃等功效，可以帮助消化、促进营养吸收；现代营养学认为，其含有丰富的B族维生素，具有消除疲劳、预防便秘、治疗胃溃疡的作用。孩子常吃玉米不仅可以增强食欲，还可以健脑益智。

食材巧料理

选购技巧

挑选玉米时，可以用手掐一下，有浆且颜色较白的，口感较嫩。新鲜玉米的叶子嫩绿且断口不发黑。

营养做法

鲜玉米可单独清蒸，营养价值很高，而且味道很香，孩子很喜欢吃。此外，玉米胚尖含有丰富的营养物质，可增强孩子代谢的能力，所以吃鲜玉米的时候一定要带着胚尖吃。

小妙方 • 木瓜玉米奶：调理腹胀、便秘

200克木瓜洗净后去子切块，同100克熟玉米粒、150毫升牛奶一起放入果汁机中搅打均匀即可。此方可促进孩子消化吸收和排便，缓解腹胀、便秘等症状。

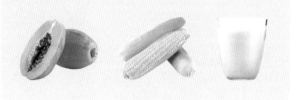

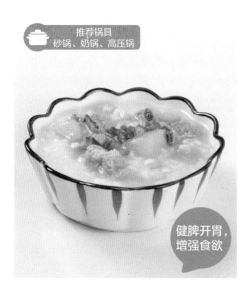

推荐锅具
砂锅、奶锅、高压锅

健脾开胃，
增强食欲

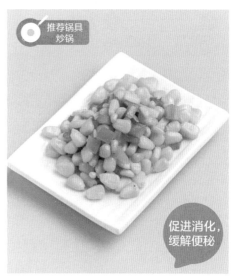

推荐锅具
炒锅

促进消化，
缓解便秘

冬瓜排骨玉米粥 1.5岁以上

材料 冬瓜 50 克，猪排骨段 100 克，玉米粒、大米各 50 克。

调料 葱花、姜末各少许，盐 1 克。

做法

1 大米、玉米粒洗净；冬瓜去皮，洗净，切小块；猪排骨段洗净、焯水，捞出备用。

2 锅中放入清水，大火烧开后，将大米、猪排骨段放入锅中，大火煮开转小火熬煮 30 分钟。

3 将玉米粒、冬瓜块、姜末放入锅中搅匀，继续煮 10 分钟；将盐、葱花撒入锅中，搅匀后关火即可。

营养功效 冬瓜可健脾利湿，猪排骨可滋阴润燥、补虚，二者搭配煮粥，可清热祛湿、强脾胃。

松仁玉米 2岁以上

材料 玉米粒 100 克，松子仁、柿子椒各 30 克，芹菜 10 克。

调料 葱花、姜末各少许，盐 1 克，植物油适量。

做法

1 玉米粒洗净；松子仁洗净，炒香；柿子椒洗净，去蒂除籽，切丁；芹菜洗净，切小段。

2 锅内倒油烧热，放葱花、姜末炒香，倒入玉米粒翻炒，放入松子仁、柿子椒丁、芹菜段炒熟，加盐调味即可。

营养功效 松子仁可润肺滑肠，玉米可健脾益胃，二者搭配做菜，可促进消化、缓解孩子便秘。

薏米
除湿健脾，防腹泻

——— 盛产季节 ———
9~10 月

——— 性味归经 ———
性凉，味甘、淡；
归脾、肺、胃经

——— 活力营养素 ———
薏苡多糖、薏苡仁油

——— 适合年龄 ———
1 岁以上

——— 哪些孩子不宜吃 ———
大便干燥、尿频的孩子

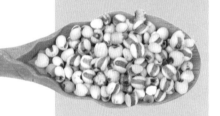

黄金搭配

薏米 ＋ 大米
补脾胃，促消化

薏米 ＋ 橘子
增强食欲

营养分析

中医认为，薏米可以利水渗湿、健脾止泻，孩子经常食用薏米对慢性肠炎、消化不良等症有辅助疗效。此外，薏米营养丰富，被誉为"世界禾本科植物之王"，含有多种维生素和矿物质，可以促进代谢和减少胃肠负担，适合生病或病后体弱的孩子食用。

食材巧料理

选购技巧

新鲜的薏米有米香味，略带中药味；而陈薏米因为放置时间长，香味已经散发掉，所以米香味淡或没有米香味，甚至有霉味。

营养做法

可以将薏米当作杂粮食用，不仅能熬粥，还可做成米糊等，这样有利孩子吸收。

小妙方 • **薏米柠檬水：清内火**

柠檬 10 克，切片；薏米 40 克，洗净，浸泡 4 小时，倒入锅中煮开，转小火熬制 1.5 小时，即为薏米水。把薏米水倒入碗中，放入切好的柠檬片即可。此方能帮助孩子利尿、清内火，益胃生津。

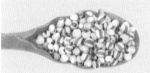 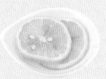

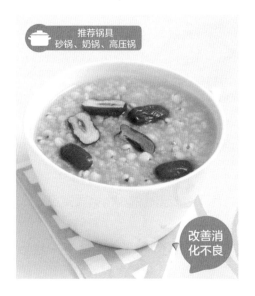

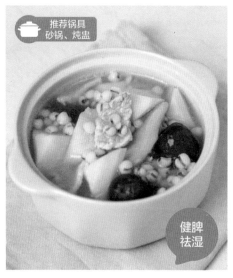

薏米红枣粥 1岁以上

材料 薏米、红枣各 20 克，大米 50 克。

调料 红糖适量。

做法

1 薏米、大米分别淘洗干净，用水浸泡 2 小时；红枣洗净，去核。

2 锅置于火上，倒水烧开，放入薏米、大米，用大火煮沸后转至小火，再加入红枣，熬至米粒成粥状，最后加红糖调味即可。

 营养功效 红枣有健脾益胃、益心润肺的功效，薏米有健脾去湿的功效，二者一起煮粥可以调理孩子脾胃不和、消化不良等病症。

 美味秘诀 薏米炒熟后再煮粥，易缩短煮制时间，好消化，健脾养胃效果更好。

淮山薏米瘦肉汤 2岁以上

材料 猪瘦肉 150 克，淮山药 100 克，薏米 50 克，红枣 5 枚。

调料 姜 3 片，盐适量。

做法

1 薏米洗净，提前浸泡一晚；红枣洗净，去核后浸泡 30 分钟。

2 猪肉洗净，切成薄片，备用；淮山药去皮、洗净，切块。

3 砂锅内依次放入猪肉片、薏米、姜片、淮山药、红枣，加适量清水大火煮开后，小火慢煮 1 小时左右。

4 放盐调味，即可食用。

 营养功效 淮山药可以健脾益肺，薏米除脾湿，红枣暖补脾胃，搭配猪瘦肉炖汤，可健脾除湿。

 美味秘诀 山药容易氧化变黑，切好后可以泡在淡盐水中防止变色。

黄豆

补虚强体的豆族之王

── 盛产季节 ──
7~9月

── 性味归经 ──
性平，味甘；归脾、胃经

── 活力营养素 ──
蛋白质、膳食纤维

── 适合年龄 ──
6个月以上

── 哪些孩子不宜吃 ──
消化不良的孩子

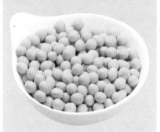

黄金搭配

黄豆 + 核桃
健脾和胃

黄豆 + 小米
促进消化，增进食欲

营养分析

李时珍说："豆有五色，各治五脏。"黄色食物多入脾，所以黄豆是滋补脾胃的重要食物，有助于补益脾气。孩子食用黄豆，可以增强脾胃功能，缓解食少腹胀、食欲缺乏的症状。

食材巧料理

选购技巧

表皮光亮干净、颗粒饱满且整齐均匀的就是好黄豆，反之色泽暗淡无光的则为劣质黄豆。

营养做法

1. 与玉米搭配熬粥：将黄豆与玉米粒以1：3的比例混合在一起，将其熬成粥食用，这样有利于孩子的肠胃吸收。

2. 做汤：黄豆可用来做汤，或者将其熬制成汤底，再煮馄饨、面条等，这样有利于缓解孩子腹胀、积食等症状。

小妙方 • 三豆饮：补脾胃，促消化

黄豆、绿豆、赤小豆各20克，白糖适量。将黄豆、绿豆、赤小豆洗净，浸泡12小时。将泡好的豆子混合磨成浆，加适量清水煮沸，再加白糖调味即可。温热服用，可辅助调理孩子脾胃之气。

甄选食谱

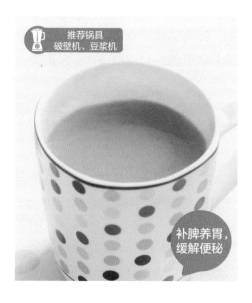

补脾养胃，缓解便秘

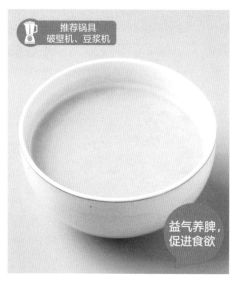

益气养脾，促进食欲

芝麻核桃豆饮 （1岁以上）

材料 核桃 30 克，黄豆 20 克，黑芝麻 10 克。

调料 蜂蜜适量。

做法

1 核桃去壳取仁，洗净；黑芝麻洗净；黄豆洗净，浸泡 6~8 小时。

2 把所有材料放入豆浆机中，加入适量清水，按下"豆浆"键，煮至豆浆机提示做好即可。

黄豆小米糊 （6个月以上）

材料 黄豆、小米各 50 克。

做法

1 黄豆洗净，浸泡 6~8 小时；小米淘洗干净。

2 将黄豆和小米放入豆浆机中，加适量清水，按下"米糊"键，煮至豆浆机提示做好即可。

 黑芝麻补肝肾、益精血；核桃温补肺肾、促进长高。与黄豆一起打豆浆，具有补脾肾、增强孩子体质的功能。

 蜂蜜宜在饮品温凉时调入，以保全营养。

 小米与黄豆搭配食用，能帮助孩子补气养血、健脾益胃、安神助眠。

 黄豆也可以用破壁机粉碎，直接和小米煮成糊，更为简便。

33

南瓜
暖脾胃，防腹泻

盛产季节
7~9月

性味归经
性温，味甘；归脾、胃经

活力营养素
维生素C、类胡萝卜素

适合年龄
6个月以上

哪些孩子不宜吃
长黄疸的孩子

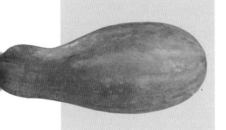

黄金搭配

南瓜 ＋ 小米
补中益气，清热解毒

南瓜 ＋ 红枣
补脾健胃，安心定神

营养分析

南瓜是健胃消食的高手，具有开胃益气、解毒消肿的功效，所含的果胶也可以保护胃肠道黏膜免受粗糙食物的刺激，可以帮助孩子预防胃部疾病。

食材巧料理

选购技巧

老南瓜口感较甜，水煮、清蒸都可以，可用来做甜点或煮汤；嫩南瓜口感脆嫩，适合炒菜，和瘦肉同炒就很好。

营养做法

1. 南瓜可以清炒或煮、炖，还可以添加到面粉中制成南瓜饼等小吃。

2. 南瓜与粳米一起煮粥食用，对脾气虚弱、营养不良的孩子有很好的调理效果。

小妙方 • 南瓜粳米粥：补脾虚

老南瓜100克，粳米50克，煮粥食用。此方可用于孩子脾气虚弱，营养不良。

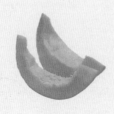 

甄选食谱

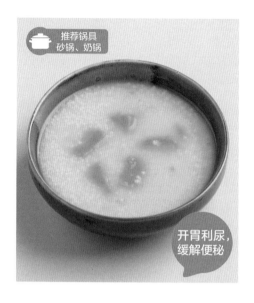

推荐锅具
砂锅、奶锅

开胃利尿，
缓解便秘

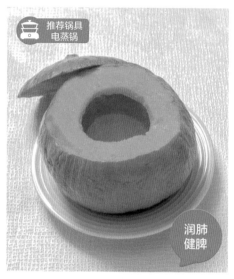

推荐锅具
电蒸锅

润肺
健脾

小米南瓜粥 （1岁以上）

材料 小米 30 克，南瓜 100 克，干银耳 5 克。

做法

1 南瓜洗净，去皮及瓤，切小块；干银耳提前泡发，洗净，撕成小朵，越碎越好。

2 小米淘洗干净备用。

3 将小米、南瓜块、银耳一起倒入锅内，加水后大火烧开，转小火煮20～30 分钟即可。

营养
功效

小米可和中益肾，与南瓜搭配可以增加孩子食欲，促进排便。

美味
秘诀

熬小米粥最好选用新鲜的小米，一定不要用陈米，陈米熬出的粥的香味和粘稠度都会差很多。

蜂蜜蒸南瓜 （8个月以上）

材料 老南瓜 1 个。

调料 蜂蜜、冰糖各少许。

做法

1 将南瓜洗净，在瓜顶上开口，挖去瓜瓤备用。

2 将蜂蜜、冰糖放入南瓜中，盖好，放入盘内，放入蒸锅蒸 1 小时后取出即可。

营养
功效

南瓜与蜂蜜搭配，香甜可口，很适合给孩子做辅食，可帮助孩子调补脾胃、润肠通便。

美味
秘诀

南瓜心含有相当于其果肉 5 倍量的胡萝卜素，所以烹调时尽量要全部加以利用。

山药

健脾固肾，长高个

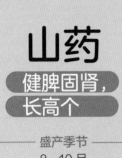

—— 盛产季节 ——
8~10 月

—— 性味归经 ——
性平，味甘；
归脾、肺、肾经

—— 活力营养素 ——
淀粉酶、多糖

—— 适合年龄 ——
6 个月以上

—— 哪些孩子不宜吃 ——
身体燥热、便秘的孩子

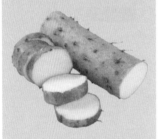

黄金搭配

 +

山药 + 蓝莓
健脾利胃

 +

山药 + 羊肉
健脾益肾，促进消化

营养分析

山药是著名的药食两用之物。《神农本草经》将山药列为上品，给予了山药很高评价，称其"主伤中，补虚羸，除寒热邪气，补中，益气力，长肌肉"。山药是一款平补脾胃的药食两用之品，有健脾固肾的功效。

食材巧料理

选购技巧

1. 挑选时要用手掂一掂重量，较重的更新鲜；山药的表面不要有明显的瘢痕（烂斑、虫斑、伤斑等），断面肉质呈雪白色说明是新鲜的。

2. 干山药一定要去正规中药店购买，品质比较有保障。

营养做法

山药既可以用来炒菜，也可以制成糕点，香甜可口，很适合孩子食用。

小妙方 • 山药鸡内金饼：激发食欲

山药 200 克，鸡内金 50 克，面团（蒸馒头用的发酵面团）250 克。将山药碾成泥，鸡内金碾成细粉。将山药泥、鸡内金粉揉入发酵好的面团中做成小面饼，蒸熟即可食用。此方可以健脾和胃，消化不良、食欲不振的孩子都可食用。

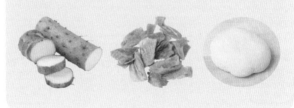

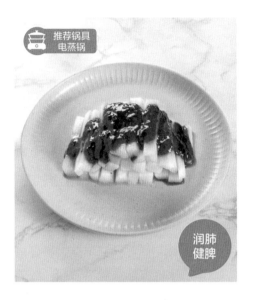

推荐锅具
电蒸锅

润肺
健脾

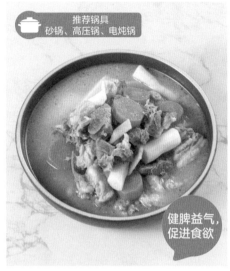

推荐锅具
砂锅、高压锅、电炖锅

健脾益气，
促进食欲

蓝莓山药 10个月以上

材料 蓝莓酱10克，山药150克。

做法

1 山药洗净，去皮，切成长短一致的条。

2 山药条放蒸锅中，大火蒸熟，取出冷却后装盘。

3 蓝莓酱略加水稀释，淋在山药条上即可食用。

营养功效 | 山药养肺肾，蓝莓健脾肺，两者一起食用可以呵护孩子的脾肺肾。

美味秘诀 | 建议用铁棍山药烹调，口感更细腻绵软，补脾健胃效果更佳。

山药炖羊肉 2岁以上

材料 羊肉200克，胡萝卜、山药各100克。

调料 盐2克，姜片、葱段、白胡椒粉、料酒、植物油各适量。

做法

1 羊肉洗净，切块，入沸水中焯烫，捞出冲净血沫；胡萝卜洗净，切厚片；山药洗净，去皮，切段。

2 锅内倒油烧热，炒香姜片和葱段，放入羊肉块翻炒约5分钟。

3 砂锅置火上，加入炒好的羊肉块、适量清水和料酒，大火烧开后转小火炖约2小时，加入胡萝卜片、山药段再炖20分钟，加盐、白胡椒粉调味即可。

营养功效 | 羊肉属于温补食物，山药可以开胃健脾。

红薯
甜丝丝有营养

盛产季节
7~11月

性味归经
性平，味甘，
归脾、胃、大肠经

活力营养素
膳食纤维、胡萝卜素

适合年龄
8个月以上

哪些孩子不宜吃
易过敏的孩子

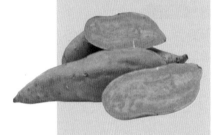

黄金搭配

红薯 + 大米
健脾养胃

红薯 + 红枣
通便益胃

营养分析

《本草纲目》中认为，红薯能益气力、补虚乏、健脾胃、通便秘，是脾胃虚弱、肠燥便秘的孩子的最佳食材。

食材巧料理

选购技巧

在挑选红薯的时候，最好选取手感坚硬，外表干净、光滑、少皱褶、外观呈锤形的红薯，不要选表皮呈黑色或有褐色斑点的红薯。

营养做法

1. 红薯中的蛋白质和脂肪含量不高，最好搭配馒头或米饭食用，这样有助于孩子身体的营养吸收。

2. 红薯一定要蒸熟煮透，因为红薯中的淀粉颗粒不经高温破坏，难以消化，会出现腹胀、胃灼热、打嗝、反酸、排气等不适感。

小妙方 • 红薯生姜汤：改善便秘

红薯500克，红糖适量，生姜2片。先将红薯洗净，削去外皮，切小块，再往锅内加适量清水。煮至红薯熟透时，加入红糖、生姜继续煮片刻即可。此汤可帮助孩子通肠道、改善便秘。

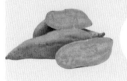

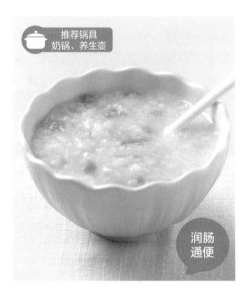

推荐锅具
奶锅、养生壶

润肠
通便

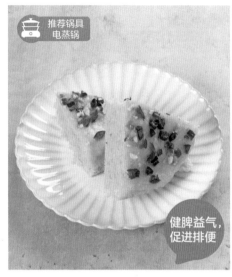

推荐锅具
电蒸锅

健脾益气，
促进排便

红薯菜粥 10个月以上

材料 大米 40 克，红薯 20 克，圆白菜 10 克。

做法

1 大米淘洗干净后浸泡 30 分钟，红薯洗净，去皮，切小丁；圆白菜叶洗净，切碎。

2 把大米和红薯丁一起放入锅中煮成粥。

3 放入圆白菜碎，熟透后熄火，放温即可食用。

营养功效

红薯与圆白菜煮粥能促进胃肠蠕动，可以调理脾胃虚弱引起的便秘。

美味秘诀

煮粥时先大火再小火，这样做出的红薯粥香甜软糯更入味，孩子更喜欢吃。

红薯发糕 1岁以上

材料 红薯、面粉各150克，红枣20克，酵母2克，葡萄干适量。

做法

1 红薯洗净，去皮，切块，蒸熟，捣成泥，放凉；红枣洗净，去核，切碎；酵母用温水化开并调匀；葡萄干洗净。

2 红薯泥中加入面粉，倒入酵母水、适量清水揉成面团，放置发酵。

3 面团发至原来的2倍大时，加红枣碎、葡萄干，上锅蒸30分钟，放凉后切块即可。

营养功效

红薯中含有多种微量元素，能增强人体的免疫功能，与红枣、葡萄干搭配，不仅口感香甜，还具有益脾胃、调中气的功效。

土豆
保护胃黏膜 不受损伤

盛产季节
6~7月

性味归经
性平,味甘;
归胃、大肠经

活力营养素
蛋白质、膳食纤维

适合年龄
6个月以上

哪些孩子不宜吃
腹泻的孩子

黄金搭配

土豆 + 牛奶
健胃消食,促进食欲

土豆 + 牛肉
养胃,保护胃黏膜

营养分析

中医认为,土豆具有和胃调中、健脾益气的作用,可以促进排便,有效缓解消化不良、胃肠不和、脾胃虚弱等症状。而且,现代营养学认为,土豆富含锌、钾等营养素,有助于缓解孩子焦虑不安等情绪。

食材巧料理

选购技巧

挑选形状规整、皮薄且光滑、不发芽或者芽眼较浅、肉质细密的土豆。

营养做法

1. 炖煮、打泥:土豆可切成大块炖煮,也可制作成土豆泥等软烂食物,孩子爱吃。

2. 蒸饭:蒸米饭的时候可以放入切块的土豆一起蒸,不加油盐更健康。

小妙方 • 香蕉土豆泥:润肠通便

香蕉200克,土豆50克,蜂蜜适量。香蕉去皮,果肉捣成泥状;土豆洗净,去皮,切块。将土豆蒸熟,取出,压成泥状,放凉备用。将香蕉泥与土豆泥混合拌匀,淋上蜂蜜即可。温热食用,有助于孩子补肺润肠,缓解便秘。

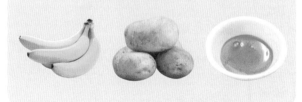

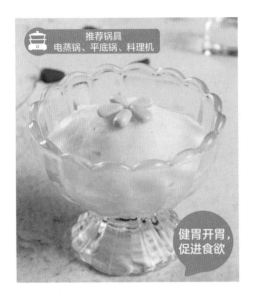

推荐锅具
电蒸锅、平底锅、料理机

健胃开胃，
促进食欲

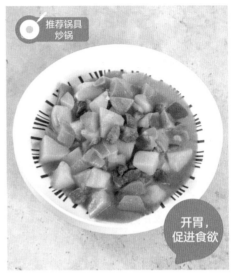

推荐锅具
炒锅

开胃，
促进食欲

奶香土豆泥 6个月以上

材料 土豆150克，牛奶30毫升，松子仁10克。

调料 盐、白胡椒粉各1克，植物油适量。

做法

1 土豆去皮，洗净，切块，放入蒸锅蒸20分钟，取出，加入牛奶、盐、白胡椒粉，捣成土豆泥。

2 平底锅倒少许油烧热，炒香松子仁，撒在土豆泥上即可。

营养功效

土豆与松子仁、牛奶搭配，具有和胃健中功效，可以促进孩子骨骼和智力发育。

美味秘诀

把煮熟的土豆放在网筛里用勺子反复碾压，土豆泥会更细腻绵软。

咖喱土豆牛肉 2岁以上

材料 牛肉300克，土豆、胡萝卜各100克，洋葱50克。

调料 盐1克，咖喱块10克，植物油适量。

做法

1 牛肉洗净，切块；土豆、胡萝卜去皮，洗净，切块；洋葱洗净，切块。

2 锅置火上，倒油烧热，加入牛肉块略炒、再放洋葱块、胡萝卜块、土豆块、咖喱块继续翻炒；倒入适量清水没过食材，大火煮开后改小火收汁，加盐调味即可。

营养功效

牛肉可以提供优质蛋白质、锌和维生素 B_6，搭配富含钾的土豆和洋葱、富含胡萝卜素的胡萝卜，营养丰富，有助于增强孩子的免疫力。

胡萝卜

改善脾胃不和导致的厌食、积食

—— 盛产季节 ——
11~12月

—— 性味归经 ——
性平，味甘；
归脾、肝、肺经

—— 活力营养素 ——
胡萝卜素、叶酸

—— 适合年龄 ——
6个月以上

—— 哪些孩子不宜吃 ——
肠胃不好的孩子

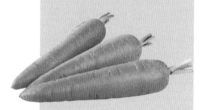

黄金搭配

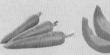

胡萝卜 + 南瓜
滋补脾胃

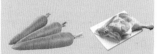

胡萝卜 + 鸭肉
强心健脾

营养分析

胡萝卜含丰富的胡萝卜素，胡萝卜素是维持人体健康不可缺少的营养物质，可以有效促进细胞发育，改善夜盲症等。孩子经常吃胡萝卜不仅可以起到健脾胃、提高免疫力的作用，还对保护视力有益。

食材巧料理

选购技巧

橙红色，色泽鲜嫩，根茎粗大，匀称顺直，表面光滑，不开裂，无伤烂的为佳。新鲜的胡萝卜叶子一定是呈淡绿色的。

营养做法

胡萝卜中的胡萝卜素是脂溶性物质，只会溶解在油脂中，因此，胡萝卜与肉同炖更好，这样更有助于孩子吸收利用。

小妙方 • 胡萝卜糙米粥：健脾，助消化

糙米50克，胡萝卜60克。将糙米淘洗干净；胡萝卜洗净，切小片。糙米和胡萝卜片一起放入汤锅，添足水，煮开后转小火，煮至粥软熟烂即可。此方可促进孩子消化，健脾。

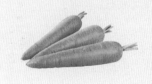 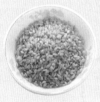

甄选食谱

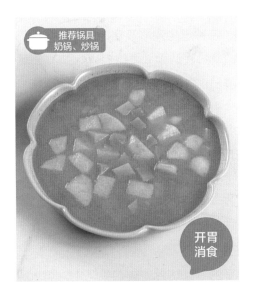

推荐锅具
奶锅、炒锅

开胃
消食

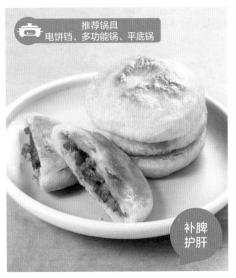

推荐锅具
电饼铛、多功能锅、平底锅

补脾
护肝

蔬果养胃汤 1岁以上

材料 南瓜、胡萝卜各 50 克，苹果 80 克，番茄 40 克。

调料 盐 1 克，植物油适量。

做法

1 南瓜洗净，去皮及瓤，切丁；胡萝卜、番茄分别洗净，去皮，切丁；苹果洗净，去皮及核，切丁。

2 锅内倒油烧热，放入南瓜丁、胡萝卜丁、番茄丁炒软，加适量清水，放入苹果丁，大火煮熟，转中火熬煮 20 分钟，加盐调味即可。

营养功效

南瓜、胡萝卜、苹果、番茄搭配，酸甜可口，健脾开胃、消食化积、增强食欲。

胡萝卜馅饼 2岁以上

材料 面粉、胡萝卜各 200 克，猪瘦肉 100 克。

调料 盐 2 克，葱花 15 克，生抽、十三香、香油、植物油各适量。

做法

1 猪瘦肉洗净，切丁；胡萝卜洗净，切末。

2 将猪肉丁、胡萝卜末放入碗中，加盐、生抽、十三香、香油、葱花和适量清水搅拌均匀，即为馅料。

3 面粉加盐、温水和成面团，分成剂子，擀薄，包入馅料后压平，即为生坯。

4 电饼铛底部刷一层油，放入生坯，盖上盖，煎至两面金黄即可。

营养功效

补气养脾，明目补血。

43

香菇
促代谢，防便秘

—— 盛产季节 ——
全年

—— 性味归经 ——
性平，味甘；
归脾、胃、肝经

—— 活力营养素 ——
香菇多糖、蛋白质

—— 适合年龄 ——
10 个月以上

—— 哪些孩子不宜吃 ——
皮肤瘙痒、脾胃虚寒的孩子

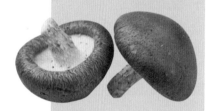

黄金搭配

 +
香菇 + 油菜
利肠健胃

 +
香菇 + 鸡蛋
健脾暖肾

营养分析

香菇富含多种人体必需的氨基酸，还含有大量的谷氨酸、多种维生素以及蛋白质等，被称为"维生素宝库"。中医认为，香菇能补脾胃、益气，可用于脾胃虚弱、食欲减退、少气乏力之症。

食材巧料理

选购技巧

好的干香菇色泽黄褐，体圆齐正，菌伞肥厚，盖面平滑，质干不碎；手捏菌柄有坚硬感，放开后菌伞随即膨松如故。

营养做法

1. 将发开的香菇切片，放入牛奶中，隔水炖沸，给孩子食用，对脾胃好，也可有效缓解感冒。

2. 香菇的鲜香味较浓，可以用其煲汤，这样不仅营养丰富，还别有风味，让孩子胃口大开。

小妙方 • 香菇汁：清热镇咳

干香菇 3 朵，冰糖适量。干香菇洗净，放入温水中泡开。待香菇软后，将香菇和浸泡过香菇的水一同煮至水剩下一半的量，用冰糖调味即可。干香菇不仅利于脾胃健康，也是一味自古就用来治疗感冒的良药，能够缓解感冒引起的发热、咳嗽等症状。

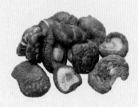 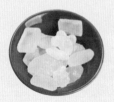

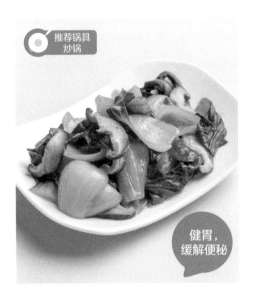

推荐锅具
炒锅

健胃，
缓解便秘

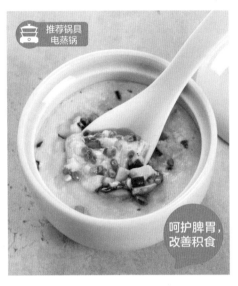

推荐锅具
电蒸锅

呵护脾胃，
改善积食

香菇扒油菜 3岁以上

材料 水发香菇 50 克，油菜 100 克。

调料 盐 1 克，葱花、姜丝、植物油各适量。

做法

1 水发香菇洗净，切片，焯水沥干；油菜择洗干净，切段。

2 锅中倒油烧热，放入葱花、姜丝煸香，加入油菜段煸炒，放入香菇片继续翻炒，加盐调味即可。

营养功效 油菜与香菇搭配具有健脾益胃的功效，能有效提高孩子的食欲，增强抵抗力。

美味秘诀 泡发香菇时，在清水中加入适量盐浸泡一会儿，可以有效去除香菇表面的杂质。

香菇豆腐鸡蛋羹 10个月以上

材料 豆腐 150 克，鲜香菇 40 克，鸡蛋 1 个。

调料 虾皮 5 克，葱花、香油各适量。

做法

1 豆腐洗净，搅打成泥状；鲜香菇洗净，焯水，切丁；鸡蛋打散备用。

2 豆腐泥中加入鸡蛋液、虾皮、香菇丁，盛入碗中。

3 将碗放入蒸锅中大火蒸约 10 分钟，撒上葱花，滴上香油即可。

营养功效 香菇与鸡蛋、豆腐搭配具有补虚益损、健脾益胃的功效，可以提高孩子的食欲，帮助孩子长个儿。

美味秘诀 鸡蛋液中加入凉白开或纯净水，蒸出的蛋羹不会有蜂窝，更细腻平滑。

番茄

健脾消滞，防积食

盛产季节
6~8月

性味归经
性凉，味甘、酸；
归胃、肝经

活力营养素
番茄红素、维生素C

适合年龄
9个月以上

哪些孩子不宜吃
急性肠炎、溃疡的孩子

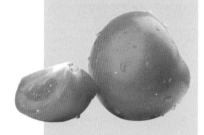

黄金搭配

番茄 + 鳕鱼
温补脾胃、生津止渴

番茄 + 洋葱
补脾和胃

营养分析

番茄中含有苹果酸、柠檬酸等有机酸，这些物质能增加胃酸浓度，调整胃肠功能；其所含膳食纤维则能润肠通便，帮助消化，不仅对孩子的肠胃好，还可防治便秘。

食材巧料理

选购技巧

自然成熟的番茄外观圆滑，捏起来很软，蒂周围有些绿色，尽量不购买手感很硬的催熟番茄。

营养做法

在食用番茄的时候，可以根据番茄品种选择烹调方法。红色番茄，脐小肉厚，味道沙甜，汁多爽口，生食、炒熟均可，也可加工成番茄酱、番茄汁；黄色番茄，果肉厚，肉质面沙，生食味淡，宜熟食。

小妙方 • 西芹番茄汁：清热生津

番茄150克，西芹50克，蜂蜜适量。将西芹、番茄洗净，西芹切段，番茄切块，放入榨汁机中，加入适量纯净水搅打，最后加蜂蜜调匀即可。此方对心脾积热引起的口舌生疮有很好的清热效果。

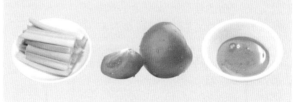

甄选食谱

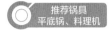

推荐锅具
平底锅、料理机

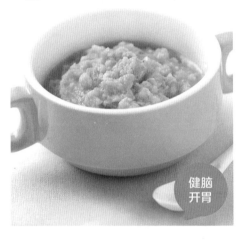

健脑
开胃

推荐锅具
奶锅

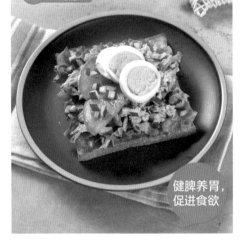

健脾养胃，
促进食欲

番茄鳕鱼泥 9个月以上

材料 番茄1个，鳕鱼100克。

调料 植物油适量。

做法

1 鳕鱼解冻，洗净，去皮及刺，用料理机打成泥；番茄洗净，去皮及蒂，用料理机打成泥。

2 平底锅放油烧热，倒入番茄泥滑炒均匀，再放入鳕鱼泥快速搅拌均匀，炒至鱼肉熟透。

营养功效

番茄与鳕鱼搭配具有很好的开胃健脾的功效，鳕鱼含有的不饱和脂肪酸也有助于强健孩子的大脑。

美味秘诀

可将鳕鱼放在小架子上解冻，以免使鱼肉泡在水里影响口感。

番茄金枪鱼三明治 2岁以上

材料 金枪鱼罐头100克，番茄50克，吐司2片，生菜20克，鸡蛋1个，洋葱20克。

做法

1 番茄洗净，切片；鸡蛋煮熟，去壳，切片；洋葱洗净，切碎；生菜洗净备用。

2 吐司上放生菜，从罐头里取出适量金枪鱼，铺在生菜上，依次铺上番茄片和鸡蛋片，再撒上洋葱碎即可。

营养功效

金枪鱼与番茄搭配食用，补虚强体、益胃养肾的效果更佳，孩子爱吃。

美味秘诀

可在金枪鱼中加入适量橄榄油、亚麻籽油等，营养价值更高。

豆腐

补脾肾，身体棒

—— 盛产季节 ——
四季均有

—— 性味归经 ——
性凉，味甘；
归脾、胃、大肠经

—— 活力营养素 ——
钙、蛋白质

—— 适合年龄 ——
6个月以上

—— 哪些孩子不宜吃 ——
腹泻的孩子

黄金搭配

豆腐 + 油菜
利尿通便，健脾

豆腐 + 猪肉
健脾养胃，提升抗病力

营养分析

中医认为，常食豆腐可补中益气、清热润燥、生津止渴、清洁肠胃，适合口臭口渴、肠胃不佳以及病后调养期的孩子食用。此外，现代营养学认为，豆腐中含有优质的蛋白质，而且消化吸收率高，还含有一般动物性食物缺乏的不饱和脂肪酸、卵磷脂等，有益于孩子的骨骼、牙齿的生长发育。

食材巧料理

选购技巧

一般来讲，没有水纹、杂质且洁白细嫩的为优质豆腐；若有水纹、气泡、细微颗粒、颜色发黄、气味难闻的则为较差的豆腐。

营养做法

1. 南豆腐质地细嫩，适合烧、烩以及做汤。

2. 北豆腐质地略微硬实，比较适合烧、煎、炸和做汤。孩子的肠胃比较脆弱，油炸的豆腐尽量少吃。

小妙方 • **拌豆腐：利小便，解热毒**

豆腐300克，醋50毫升。将豆腐隔水蒸熟，加醋和适量盐拌匀食用。此方可补脾益胃、清热润燥、利小便、解热毒，适合孩子食用。

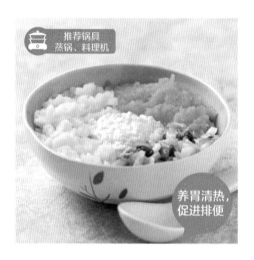

推荐锅具
蒸锅、料理机

养胃清热，
促进排便

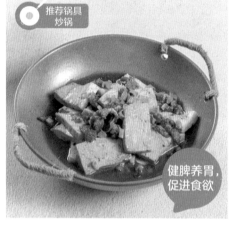

推荐锅具
炒锅

健脾养胃，
促进食欲

三彩豆腐泥 `6个月以上`

材料 豆腐、油菜、南瓜、土豆各
50克。

做法

1 油菜择洗干净，焯熟，切碎。

2 南瓜洗净后去皮及瓤，切块；土豆
洗净，去皮，切块；将土豆和南瓜
块一起放入蒸锅蒸熟，取出后分别
捣成泥。

3 豆腐用清水略微清洗一下，放入沸
水中煮10分钟，捞出沥水，用研
磨碗压成泥状，放入油菜碎、南瓜
泥、土豆泥拌匀即可。

营养
功效

此菜具有补中益气、增强食
欲的功效，孩子食用易消化。

美味
秘诀

在食用之前可以加一些芝麻油、
亚麻籽油等可直接食用的油
脂，营养更丰富，孩子更爱吃。

肉末豆腐 `1.5岁以上`

材料 豆腐200克，牛肉100克。

调料 葱花10克，姜片10克，蒜末
10克，蚝油5克，生抽5克，
植物油适量。

做法

1 牛肉洗净，切末；豆腐用清水略微
冲洗一下，切片。

2 锅置火上，倒油烧至六成热，放入
葱花、姜片、蒜末、蚝油、生抽炒
香，放入牛肉末翻炒至变色，加入
适量清水。

3 待水开后放入豆腐片，改中火煮5
分钟，大火收汁即可。

营养
功效

豆腐和牛肉搭配食用，可以
更好的健脾补胃，帮助孩子
增长骨骼、肌肉。

美味
秘诀

出锅前用水淀粉勾芡，这样
口感更滑嫩。

山楂

健脾开胃，增进食欲

—— 盛产季节 ——
9~10月

—— 性味归经 ——
性微温，味酸、甘；
归脾、胃、肝经

—— 活力营养素 ——
枸橼酸、膳食纤维

—— 适合年龄 ——
1.5 岁以上

—— 哪些孩子不宜吃 ——
胃酸分泌过多、患口腔
疾病的孩子

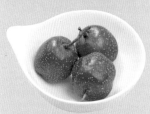

黄金搭配

山楂 ＋ 红枣
健脾养胃

山楂 ＋ 莲藕
开胃消食

营养分析

中药中的消食健脾药各有特点，有的擅消面食，有的擅消油腻肉食，山楂就是消肉食积滞的上品。山楂所含的解脂酶能促进脂肪类食物的消化，促进胃液分泌和增加胃内酶素。

食材巧料理

选购技巧

新鲜山楂颜色较红亮，果肉质地紧实，捏起来感觉较硬。

干山楂片薄而大、皮色红艳、肉色嫩黄的质量好。

营养做法

1. 山楂适合做成各类点心，如山楂糕、山楂饼，不仅味道佳，而且利于孩子消化。

2. 炖肉时放点山楂，肉容易炖烂，味道也很鲜美，而且有助于孩子消化。

小妙方 • **山楂荷叶茶：清积化滞**

山楂 60 克，荷叶 10 克，煮水饮用。此方具有消积化滞、健脾开胃、清热祛湿的功效，可调理孩子食积不消化的症状。

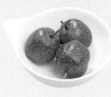 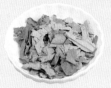

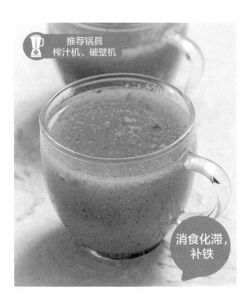

推荐锅具
榨汁机、破壁机

消食化滞，
补铁

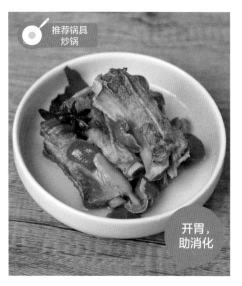

推荐锅具
炒锅

开胃，
助消化

山楂红枣汁 1.5岁以上

材料 山楂 30 克，红枣 3 颗。

做法

1 山楂洗净，去核，切碎；红枣洗净，去核，切碎。

2 将山楂碎、红枣碎加适量清水放入榨汁机中榨成汁即可。

山楂烧排骨 3岁以上

材料 排骨 300 克，山楂 50 克。

调料 香叶、桂皮、八角、姜片各 5克，植物油、冰糖各适量。

做法

1 山楂洗净，去核备用；排骨焯水洗净。

2 炒锅内倒油，将冰糖放入油中炒出焦黄色，直至融化，再倒入排骨翻炒上色。

3 加适量开水（水量没过食材），再加入山楂、姜片、香叶、桂皮、八角，中小火焖煮 40 分钟，煮至排骨熟烂即可。

营养功效

山楂健脾消食，红枣补气养血。两者合在一起榨汁，有很好的消食化滞、促进食欲的作用，能有效促进孩子消化。

美味秘诀

在山楂红枣汁中加少许红糖，更有利于养护孩子的脾胃。

营养功效

山楂与排骨搭配食用，能够补脾开胃，既能够摄取营养，又不会积食。

苹果

养肠胃，通便止泻

盛产季节
7~10 月

性味归经
性凉，味甘、微酸；
归脾、胃、肺经

活力营养素
苹果酸、膳食纤维

适合年龄
6 个月以上

哪些孩子不宜吃
胃寒的孩子

黄金搭配

苹果 + 牛油果
开胃消食

苹果 + 银耳
脾肺同补

营养分析

中医认为，苹果有健脾益胃、生津润燥之功，适宜胃阴亏虚、阴虚胃痛等症。苹果中所含的鞣酸、果酸等成分，具有很好的收敛作用，有止泻效果；所含的果胶、纤维素有吸收细菌和毒素的作用，有利于养护孩子的脾胃。

食材巧料理

选购技巧

新鲜苹果色泽美观、口感松脆；成熟的苹果有一定的果香味，果肉质地紧密。

营养做法

1. 蒸食：苹果蒸熟吃可以辅治腹泻，做法是把苹果洗净，去核，切小块，隔水蒸熟。这种烹调方式可以减少对胃肠道的刺激，使得摄入更加顺畅。

2. 熬粥：把苹果削皮，去核，切块，和小米一起熬成粥。可以使苹果中的营养物质充分释放到米粥中，有利于孩子更好地吸收营养。

小妙方 • 苹果茶：止腹泻

苹果 1 个，盐少许。将苹果洗净，去核，切碎。锅内加 250 毫升清水和少许盐，下苹果碎，煎成汤当茶喝。趁温热喝，可止腹泻。

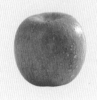
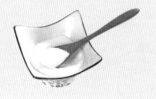

甄选食谱

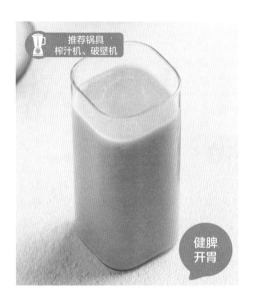

推荐锅具
榨汁机、破壁机

健脾开胃

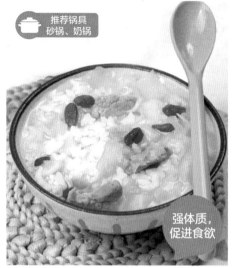

推荐锅具
砂锅、奶锅

强体质，
促进食欲

牛油果苹果汁 （6个月以上）

材料 牛油果 40 克，苹果 60 克。

做法

1 苹果洗净，去皮及核，切丁；牛油果从中间切开，去核，取果肉。

2 将苹果丁、牛油果肉放入榨汁机中，加适量饮用水搅打均匀即可。

苹果银耳瘦肉粥 （1.5岁以上）

材料 水发银耳 10 克，苹果、猪瘦肉、大米各 50 克，枸杞子适量。

调料 盐 1 克。

做法

1 将水发银耳择洗干净，撕成小朵；苹果洗净，去皮及核，切块；猪瘦肉洗净，切片；大米淘洗干净，浸泡 30 分钟；枸杞子洗净。

2 锅置火上，加适量清水烧开，下入大米、水发银耳，煮至米粒八成熟，放入苹果块和猪瘦肉片煮熟，加枸杞子略煮，加盐调味即可。

苹果与牛油果搭配具有健脾开胃的功效，能促进孩子消化吸收。

饮用时可以加点酸奶，口感会更好。

苹果与银耳、猪瘦肉搭配，健脾开胃的效果更好。

猪瘦肉要斜着纤维纹路切，这样既不易碎、又不易老。

草莓

健脾生津，促进生长发育

盛产季节
1~3月

性味归经
性凉，味甘、微酸；
归脾、胃经

活力营养素
膳食纤维、柠檬酸

适合年龄
6个月以上

哪些孩子不宜吃
有结石的孩子

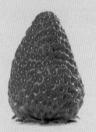

黄金搭配

草莓 ＋ 桑葚
健脾养胃

草莓 ＋ 牛奶
强脾健胃，养心安神

营养分析

中医认为，草莓有润肺生津、健脾和胃的功效，饭后吃几颗草莓，有助于健脾开胃、益气生津。从营养学的角度来说，草莓营养丰富，被誉为"水果皇后"，所含的果胶及纤维素能促进孩子胃肠蠕动，帮助消化。

食材巧料理

选购技巧

优质草莓个大、洁净、无虫咬、无腐烂斑块、果肉硬、色泽鲜艳。

营养做法

洗草莓前可先用盐水浸泡大约5分钟，尽量清除表面的杂质和细菌，但不要泡太久，否则会促使农药渗入果肉中，对孩子的身体有害。

小妙方 • 草莓奶饮：开胃健脾

牛奶100毫升，草莓150克。草莓洗净后，放入料理机中搅打成糊，加入牛奶，打成奶昔状即可。及时饮用，能帮助孩子补钙健骨、开胃健脾。

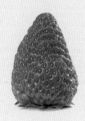 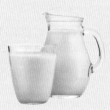

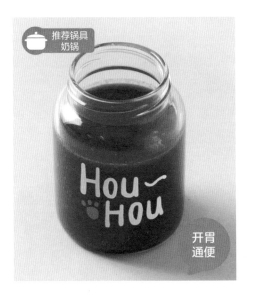

推荐锅具
奶锅

开胃
通便

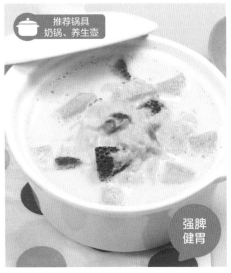

推荐锅具
奶锅、养生壶

强脾
健胃

桑葚草莓果酱 6个月以上

材料 草莓150克，桑葚80克，柠檬1个。

做法

1 将草莓和桑葚洗净，去蒂，切粗粒；柠檬洗净，对半切开，挤出柠檬汁。

2 草莓粒和桑葚粒一起放入碗中，倒入柠檬汁，覆上保鲜膜放入冰箱冷藏，腌渍一晚。

3 取出后放入锅中，加入适量清水，用大火煮开，撇去浮沫，改小火熬煮15分钟即可。

营养功效 桑葚可滋阴生津，与草莓搭配具有补脾健胃、润肠的功效。

酸奶水果捞 1岁以上

材料 苹果、香蕉、草莓、桃子的果肉各20克，牛奶200毫升，鸡蛋1个。

做法

1 将桃子、苹果分别洗净，去皮，去核，切小丁；草莓洗净，切丁；香蕉去皮，切小丁；鸡蛋打散。

2 将牛奶倒入锅中煮至略沸，加入苹果丁、桃子丁、草莓丁、香蕉丁煮1分钟，淋入蛋液，稍煮即可。

营养功效 水果与牛奶搭配，营养丰富，口感也很好，孩子爱吃，可以帮助孩子强健脾胃。

美味秘诀 食用时可以加适量白糖或蜂蜜，味道更好。

红枣

补脾补血的果中佳品

—— 盛产季节 ——
9~10月

—— 性味归经 ——
性温，味甘；
归脾、胃、心经

—— 活力营养素 ——
维生素 C

—— 适合年龄 ——
6 个月以上

—— 哪些孩子不宜吃 ——
水肿、便秘的孩子

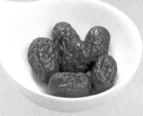

黄金搭配

红枣 ＋ 糯米
补虚健胃

红枣 ＋ 赤小豆
健脾祛湿

营养分析

《本草纲目》记载："枣，主治心腹邪气，安中，善养脾气，平胃气。"中医认为，红枣具有补益脾胃、养血安神、缓和药性之功，是中医处方里常见的一味药。现代医学认为，吃红枣能增加胃肠黏液，辅助治疗胃肠疾病。在胃肠道功能不佳、蠕动力减弱及消化功能较差时，就很适合常吃红枣。

食材巧料理

选购技巧

在选红枣时，最好选味甜、外表紫红、粒大均匀、皮薄核小、肉质厚实的。

营养做法

红枣最好煮粥吃，特别适合与大米、小米或糯米同煮为粥，具有补益脾胃、养心安神的作用。

小妙方 • 陈皮红枣饮：暖养脾胃

红枣 20 克，陈皮 10 克。锅内放入红枣，炒至微焦。加入洗净的陈皮，倒入适量清水煎 15 分钟。趁温热当茶喝，对食欲缺乏、脾胃虚弱、大便稀溏等症状有缓解作用。

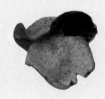

甄选食谱

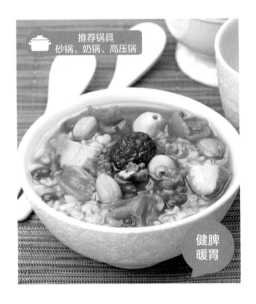

推荐锅具
砂锅、奶锅、高压锅

健脾
暖胃

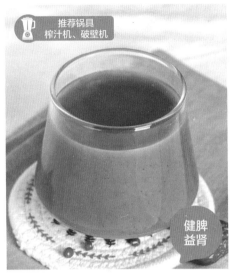

推荐锅具
榨汁机、破壁机

健脾
益肾

桂圆红枣八宝粥 1.5岁以上

材料 糯米30克，红枣20克，薏米、花生仁、莲子、红豆各10克，桂圆肉、水发银耳各15克。

做法

1 将糯米、薏米、红豆、莲子洗净，浸泡4小时。

2 锅中加适量清水煮开，放入薏米、红豆、莲子煮开，加盖小火煮30分钟；放入糯米、花生仁、红枣、桂圆肉、水发银耳，用勺子搅匀，大火煮开，加盖小火煮20分钟关火，再闷10分钟即可。

营养功效 红枣与糯米、莲子等食材搭配，益气补脾效果更佳，有助孩子强健体魄。

赤小豆红枣山药米糊 10个月以上

材料 大米、黑米、赤小豆各15克，红枣3颗，山药50克。

做法

1 大米、黑米、赤小豆洗净，沥干；红枣洗净，去核；山药去皮，洗净，切块。

2 将所有食材倒入破壁机中，加适量水至上下水位线之间，按"米糊"键，待米糊煮好即可。

营养功效 红枣与赤小豆、黑米搭配，有健脾祛湿、补肾的功效。

牛肉
让孩子长得结结实实

—— 盛产季节 ——
四季均有

—— 性味归经 ——
性温，味甘；归脾、胃经

—— 活力营养素 ——
蛋白质、氨基酸

—— 适合年龄 ——
8个月以上

—— 哪些孩子不宜吃 ——
患有皮肤病的孩子

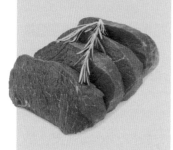

黄金搭配

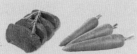

牛肉 + 胡萝卜
补脾健胃

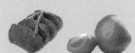

牛肉 + 番茄
健胃益气

营养分析

《本草纲目》指出，牛肉能"安中益气、养脾胃，补虚壮健、强筋骨"。孩子食用牛肉可以滋养脾胃，促进消化吸收。此外，牛肉是人体补充锌的重要来源，可以帮助人体防范病毒、细菌等有害物质，可以增强孩子的免疫力。

食材巧料理

选购技巧

新鲜牛肉有光泽感，肉呈均匀的红色，脂肪洁白或淡黄，外表微微发干或有风干膜，不黏手，弹性好。变质牛肉外表要么黏手，要么极度干燥，用手指按一下，会留有明显的压痕。

营养做法

给孩子吃牛肉的时候，可以配一杯酸梅汤，这样能够缓解牛肉的燥热之性。

小妙方 · 山楂炖牛肉：帮助消化

牛肉250克，山楂50克，盐、葱花、姜丝各适量。牛肉洗净，切方块，焯去血沫；山楂洗净。汤锅内倒入适量清水，大火烧开，放入牛肉块，大火煮沸后转小火煮约1.5小时，加入山楂再煮30分钟，加盐、葱花、姜丝调味即可。此方可健脾益气，帮助消化，改善孩子的食欲。

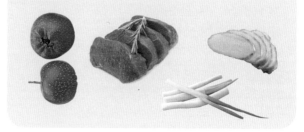

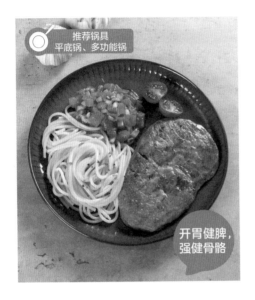

推荐锅具
平底锅、多功能锅

开胃健脾，
强健骨骼

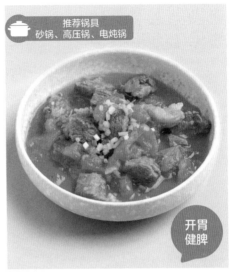

推荐锅具
砂锅、高压锅、电炖锅

开胃
健脾

黑椒牛排意面 2岁以上

材料 牛排 100 克，意大利面 50 克，胡萝卜 50 克，芹菜、洋葱、圣女果各 50 克，猪肉 30 克。

调料 黑胡椒粉、盐、欧芹碎、橄榄油、植物油各适量。

做法

1 牛排洗净；洋葱、圣女果、芹菜、胡萝卜均洗净，切丁；猪肉切末。

2 锅中倒植物油，加入洋葱丁、胡萝卜丁、圣女果丁、猪肉末翻炒至熟，加入 500 毫升开水，小火慢炖半小时，加入盐和芹菜丁煮 1 分钟，盛出放在盘中。

3 锅内烧水，下意大利面煮熟，捞至盘中。

4 平底锅加热，涂薄薄一层橄榄油，放入牛排，两面煎熟。盛出摆盘，撒上欧芹碎、黑胡椒粉、盐即可。

番茄炖牛腩 3岁以上

材料 牛腩 200 克，番茄 150 克。

调料 酱油、盐、葱花、姜末、植物油各适量。

做法

1 牛腩洗净，切块，放入清水中浸泡一会儿，焯水，捞出；番茄洗净，去皮，一半切碎，另一半切块。

2 锅内倒油烧至六成热，爆香姜末，放入番茄碎炒出汁。

3 加牛肉块翻匀，倒入砂锅中，加开水炖至熟烂，放番茄块炖 5 分钟，最后加盐、酱油调味，撒葱花即可。

营养功效

番茄与牛肉搭配具有养阴生津、健脾开胃的功效，适合因热病伤阴引起的食欲不振、胃热口渴等症状的孩子食用。

羊肉

温暖脾胃，改善畏寒怕冷

—— 盛产季节 ——
四季均有

—— 性味归经 ——
性温，味甘；归脾、肾经

—— 活力营养素 ——
蛋白质、烟酸

—— 适合年龄 ——
8个月以上

—— 哪些孩子不宜吃 ——
发热、牙痛、口舌生疮等
有上火症状的孩子

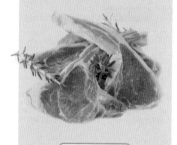

【黄金搭配】

羊肉 + 生姜
脾肾同补

羊肉 + 白萝卜
健胃消食，补虚益气

营养分析

《本草从新》中说，羊肉具有"补虚劳，益气力，壮阳道，开胃健力"的功效，能改善脾胃虚寒所致的反胃、身体虚弱、畏寒等症。从营养学的角度说，羊肉中所含的维生素A，能保护胃肠黏膜，防止胃肠疾患发生；所含的消化酶能保护胃壁，易于消化。

食材巧料理

选购技巧

新鲜的羊肉肉色鲜红而均匀，有光泽，肉质细而紧密，有弹性，外表略干，不黏手，气味新鲜，无其他异味。

营养做法

用胡萝卜去膻：炒羊肉时放入一些胡萝卜块，再加入葱段、姜片、料酒一同炒，可去膻味并增加胡萝卜素的营养，能提高孩子的食欲。

小妙方 • 黄芪羊肉汤：强体质，防感冒

黄芪10克，羊肉150克，盐适量。将羊肉洗净，切小块，然后同黄芪一起炖熟加盐调味即可。温热服食，有助于孩子补气健脾，增强抗病能力，适合体质虚弱、经常感冒的孩子。

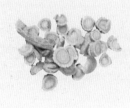 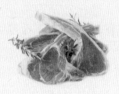

甄选食谱

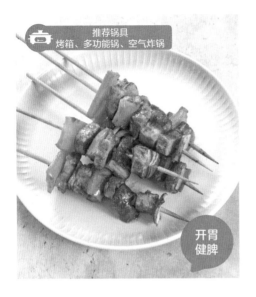

推荐锅具
烤箱、多功能锅、空气炸锅

开胃
健脾

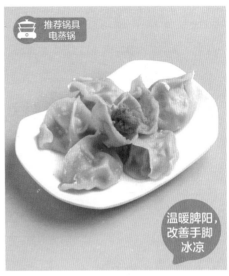

推荐锅具
电蒸锅

温暖脾阳，
改善手脚
冰凉

五彩蔬菜羊肉串 2岁以上

材料 羊肉 100 克，洋葱、柿子椒、
胡萝卜、鲜香菇各 30 克。

调料 烧烤料 10 克，植物油适量。

做法

1 洋葱、香菇洗净，切块；柿子椒洗
净，去蒂及籽，切块；胡萝卜洗
净，切片；牛排洗净，切丁。

2 锅置火上，倒油烧至六成热，牛排
丁煎至五成熟。

3 将上述食材穿成串，刷一层植物油
和烧烤料，放进 180 摄氏度预热的
烤箱中层，上下火烤 15 分钟即可。

营养
功效

羊肉可补血健脾，与香菇、洋
葱搭配，健脾开胃效果更佳。

萝卜羊肉蒸饺 2岁以上

材料 面粉 200 克，白萝卜、羊肉各
100 克。

调料 葱花 10 克，花椒粉 5 克，盐 2
克，生抽 3 克，白胡椒粉少许，
香油适量。

做法

1 白萝卜洗净，擦丝，用开水焯烫，
晾凉后挤去水分；羊肉洗净，剁
馅，加生抽、花椒粉、盐、白胡
椒粉搅拌成糊；羊肉糊中加白萝
卜丝、葱花、香油拌匀即为馅料。

2 面粉加适量热水搅匀，揉成烫面面
团；取烫面面团搓条，下剂子，擀
成饺子皮，包入馅料。

3 饺子生坯放蒸笼中，大火蒸熟即可。

营养
功效

白萝卜与羊肉搭配具有驱寒暖
胃的功效，可帮助孩子消化。

鸡肉

益五脏，强心脑

—— 盛产季节 ——
四季均有

—— 性味归经 ——
性温，味甘；归脾、胃经

—— 活力营养素 ——
蛋白质、钙

—— 适合年龄 ——
6个月以上

—— 哪些孩子不宜吃 ——
有肾炎、胃溃疡的孩子

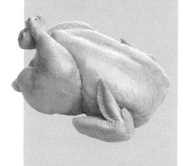

黄金搭配

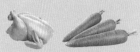

鸡肉 ＋ 胡萝卜
补肾益胃

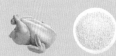

鸡肉 ＋ 大米
温中补脾

营养分析

中医认为，鸡肉有温中补气、补虚填精、益五脏、健脾胃、活血脉，以及强筋骨的功效，其所含的维生素 A 和维生素 C，能保护胃肠黏膜，防止胃肠疾病的发生。

食材巧料理

选购技巧

新鲜的鸡肉肉质结实有弹性，颜色呈干净的粉红色且有光泽，鸡皮呈米色，并具有光泽和张力，毛囊突出。

营养做法

炖汤：这样能让鸡肉中的营养充分释放到汤中，不仅可以减轻孩子的脾胃负担，对脾胃好，更利于孩子身体吸收。但是，鸡肉中的蛋白质和营养物质只有一小部分溶到了鸡汤里，所以喝汤的同时也别忘了吃肉。

小妙方 ● **猴头菇炖鸡：增强免疫力**

鸡肉 300 克，猴头菇 20 克，姜片 5 克。将鸡肉洗净、切块，用沸水略烫煮后捞出；猴头菇洗净。锅中放入鸡块、猴头菇、姜片，再加适量清水，隔水炖 2 小时即可。此汤可帮助孩子健脾益胃、提高身体免疫力。

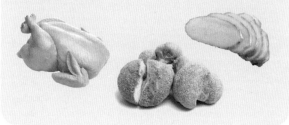

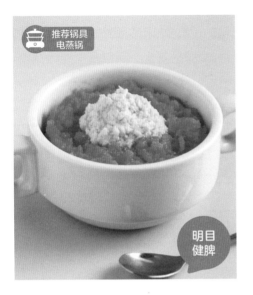

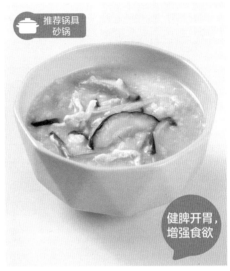

鸡蓉胡萝卜泥 `8个月以上`

材料 鸡胸肉 50 克，胡萝卜 30 克。

做法

1 鸡胸肉洗净，去掉筋膜，剁碎；胡萝卜洗净，去皮，切块。

2 将剁碎的鸡肉放入一个碗中，胡萝卜块放入另一个碗中，一起放入蒸锅，水烧开后大火蒸 20 分钟。

3 取出，将蒸熟的鸡肉碎、胡萝卜块放一起研碎成泥，调入适量温水，搅拌均匀即可。

 胡萝卜与鸡肉搭配具有健脾化滞、润肠通便的功效，有助于孩子的视力发育。

 可在食物中加几滴橄榄油、亚麻籽油、牛油果油等助力孩子生长发育。

香菇鸡肉粥 `1.5岁以上`

材料 大米、鸡胸肉各 100 克，鲜香菇 80 克，油菜 50 克，鸡蛋 1 个。

做法

1 大米淘洗干净，用水浸泡 30 分钟；鸡胸肉洗净，切丝，取蛋清腌渍；香菇洗净，去蒂，切片；油菜洗净，切丝。

2 锅内加清水烧开，放大米、香菇片，熬煮成粥，放鸡胸肉丝滑散，放油菜丝稍煮即可。

 鸡胸肉和香菇搭配，有健脾开胃、补脾益气的作用。有助于促进孩子食欲，助力长个。

 鸡胸肉也可以用鸡腿肉来代替。

鲫鱼

健脾利湿，提振食欲

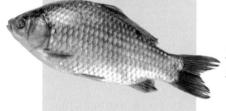

黄金搭配

鲫鱼 + 冬瓜
健脾除湿

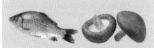

鲫鱼 + 香菇
健脾利湿，清火

营养分析

民间有"鱼生火"的说法，但鲫鱼是个例外，据《本草纲目》记载："诸鱼属火，唯鲫鱼属土，故能养胃。"因为脾也属土，所以鲫鱼能够补脾。小孩子脾常不足，对水湿的运化能力有限，如果忽视行水利湿，就容易导致痰湿内阻，津液难以滋养五脏，影响脏腑的正常运作。鲫鱼既利湿又健脾，能有效温中健脾。鲫鱼清胃益阴，如果孩子因为胃热出现口疮，可以食用鲫鱼调理。

食材巧料理

选购技巧

优质活鲫鱼好动、反应敏捷、游动自如，体表有一层透明的黏液，各部位无伤残。

营养做法

炖汤：鲫鱼豆腐汤是民间常用的最佳吃法之一，能够健脾益胃，增强抗病力，很适合孩子食用。

小妙方 • 鲫鱼汤：补脾胃，助消化

鲫鱼1条，鱼身上斜切几刀，放入白胡椒粉、干姜、橘皮等末，煮汤，空腹食用。此汤对孩子脾胃虚弱、厌食、腹泻等症状有很好的预防作用。

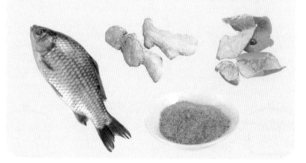

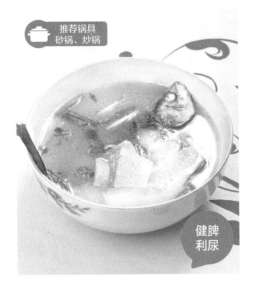

推荐锅具
砂锅、炒锅

健脾
利尿

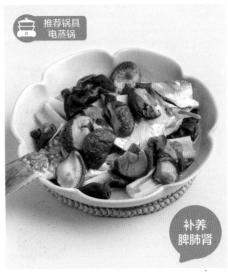

推荐锅具
电蒸锅

补养
脾肺肾

冬瓜鲫鱼汤 1岁以上

材料 鲫鱼 300 克，冬瓜 150 克。

调料 盐、葱段、姜片、香菜末、植物油各适量。

做法

1 鲫鱼去磷、鳃和内脏，洗净，控水；冬瓜去皮除籽，洗净，切薄片。

2 油烧热，先下葱段、姜片，待爆出香味时，放入鲫鱼煎至两面金黄时，加盐及 600 毫升开水煮沸。

3 盛入砂锅内，加冬瓜片，小火慢煨约 1 小时，至鱼汤呈奶白色，放入香菜末即可。

营养功效

冬瓜清热利尿，搭配和中补虚、除湿利水的鲫鱼同食，可以健脾护肾、温中下气，适合孩子食用。

香菇蒸鲫鱼 1岁以上

材料 干木耳 15 克，干香菇 4 朵，净鲫鱼 1 条。

调料 葱段、姜片、料酒、植物油各适量，盐 1 克。

做法

1 干木耳泡发，洗净，撕成小片；干香菇泡发，洗净，去蒂后切块。

2 将处理好的鲫鱼放入碗中，加入姜片、葱段、料酒、盐、植物油，然后加入木耳、香菇块，上笼蒸半小时即可。

营养功效

鲫鱼可健脾益胃、补肺，木耳、香菇可补肾健脾，二者搭配可以增强孩子的抵抗力。

美味秘诀

使用淡盐水泡木耳不仅加快干木耳的涨发速度，还可以有效去除木耳中的杂质。

专题 1

远离这些容易
损伤孩子脾胃的食物

碳酸饮料

很多孩子喜欢喝碳酸饮料，但此类饮料中含有大量的二氧化碳，摄入过量会刺激孩子的胃黏膜，减少胃酸分泌，影响肠胃的正常消化功能，还容易导致腹痛、腹胀等不适。孩子不宜多喝。

冷饮

冷饮寒凉，食用后易刺激消化道黏膜，脾胃功能较弱的孩子要少吃冰激凌、冰棍等，不可因一时贪凉而加重身体不适。

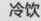

辛辣食物

中医学把姜、蒜、辣椒、芥末酱、甜味调味品等列为刺激性食物，如果孩子脾胃虚弱，过量食用辛辣食物易加重病情，易引发胃部疾病。

油腻食物

如果孩子经常过量进食高热量、难消化的油腻食物，如猪油、奶油、烤鸡、烤鸭、炸薯条等，会加重脾胃负担，损害消化功能，易出现腹泻、腹胀等症状。

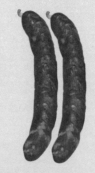

高盐高糖食物

高盐食物会直接损害孩子的胃黏膜，使胃黏膜水肿、充血，进而引发胃炎、胃溃疡等。如常见的咸菜、咸鱼、咸蛋、咸肉等不适合给孩子多吃。饼干、糖果、蜜饯、肉脯、膨化食品等零食，不仅高糖、高热量，还含有许多危害孩子健康的添加剂，易使孩子脾胃虚弱、肺虚燥热，孩子应该少吃。

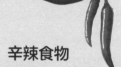

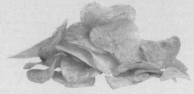

跟着季节选食物，孩子脾胃强大，邪气绕道走

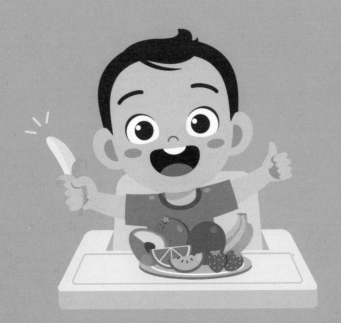

春天补脾胃，让孩子消化顺畅吃饭香

春季肝气当令，肝功能强盛，肝气亢盛就会犯脾，损害脾的功能。而且，孩子五脏的特点就是"肝常有余""脾常不足"，肝气更容易使脾气受损。所以，在春天要适当抑制孩子的肝火，同时要注意培补脾气。

让孩子多吃甘少吃酸

根据五味与五脏的对应关系，酸味与肝相对应，甘味与脾相对应。如果多吃酸味食品，能增强肝功能，导致肝气更旺，因此春天要少给孩子吃酸味食物。春天，孩子的脾气比较弱，适当吃点甘味食物可以补脾，比如红薯、红枣、南瓜等。

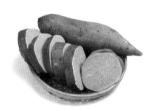

红薯
宽肠胃，通便秘

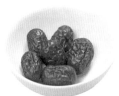

红枣
补中健脾

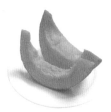

南瓜
开胃益气

芹菜猕猴桃汁："灭灭"肝火

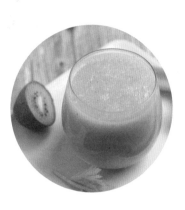

春天，孩子肝火旺，容易伤脾。再加上春天风多干燥，又容易滋生肺火，肺火容易生痰。所以，需要用水制约肝火。在春季喝一款芹菜猕猴桃汁，能够"灭"肝火，健脾胃。

50克芹菜，择洗干净，切小段；150克猕猴桃，洗净，去皮，切小块。将上述食材放入榨汁机中，加入适量饮用水搅打均匀，加入蜂蜜调匀即可饮用。

吃点锅巴，寻常之物助消化

煮米饭时附着在锅底的那一层焦饭就是锅巴，《本草纲目拾遗》里称之为"锅焦"。锅巴色黄入脾，能够厚肠胃、助消化。这普普通通的锅巴香脆可口，是孩子春季健脾的佳品。另外，咀嚼锅巴时需要分泌大量唾液，对胃肠道也是一种良性刺激，可以增强胃肠道的蠕动，促进食物消化吸收。

春季养脾胃生活小贴士

春天阳光明媚，不要让孩子总宅在家里。趁着天气好，可以带孩子到户外活动一下，晒晒太阳、做做游戏，有利于肝气的生发，促进气血通畅，从而呵护脾胃。

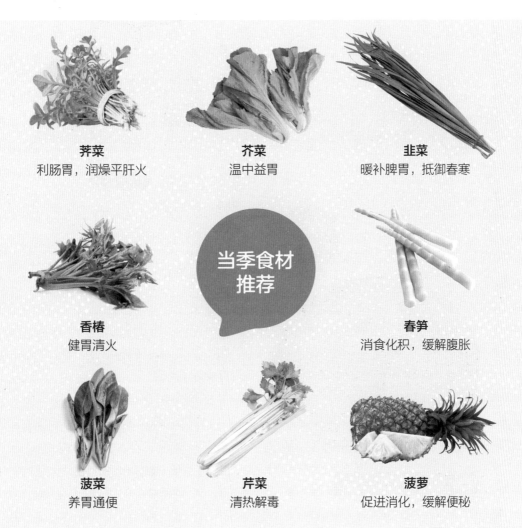

荠菜
利肠胃，润燥平肝火

芥菜
温中益胃

韭菜
暖补脾胃，抵御春寒

香椿
健胃清火

当季食材推荐

春笋
消食化积，缓解腹胀

菠菜
养胃通便

芹菜
清热解毒

菠萝
促进消化，缓解便秘

芥菜粥 `10个月以上`

材料 芥菜、大米各50克。

调料 盐1克。

做法

1 将芥菜洗净，焯水，切细备用；大米淘洗干净。

2 锅内加适量清水烧开，将大米下入锅中熬煮，待煮至粥烂熟时，调入芥菜和盐，再煮沸即可服用。

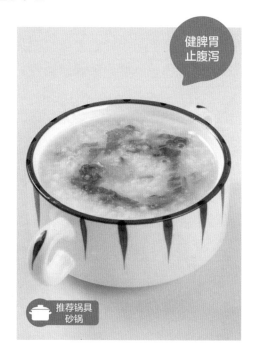

健脾胃
止腹泻

推荐锅具
砂锅

营养功效 调理孩子因风寒引起的感冒、头痛、浑身乏力及发热症状。

美味秘诀 芥菜通过焯水可去除大部分草酸，还能获得更好的口感。

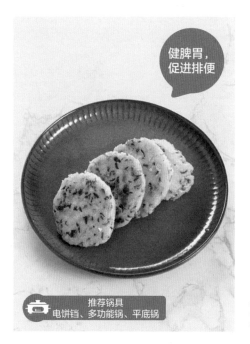

健脾胃，
促进排便

推荐锅具
电饼铛、多功能锅、平底锅

韭菜豆渣饼 `1.5岁以上`

材料 黄豆渣50克，玉米面80克，韭菜40克，鸡蛋1个。

调料 盐1克，香油2克，植物油适量。

做法

1 韭菜洗净，切碎；黄豆渣、玉米面混合均匀，磕入鸡蛋，加入韭菜碎，调入盐和香油搅匀，团成团，压成小饼状。

2 平底锅中倒少许油烧热，放入小饼，小火烙至一面金黄后翻面，烙至两面金黄即可。

营养功效 玉米面具有调中开胃的功效，与韭菜、鸡蛋搭配，适合食欲不好的孩子食用。

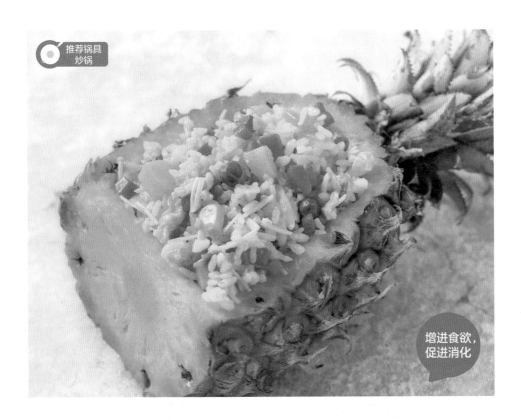

推荐锅具
炒锅

增进食欲，
促进消化

菠萝什锦饭 `1.5岁以上`

材料 菠萝1个，鸡蛋1个，豌豆粒、玉米粒各20克，金针菇、胡萝卜、洋葱各30克，米饭80克。

调料 盐、植物油各适量。

做法

1 菠萝洗净，底部切掉，从1/3处切开，挖出菠萝肉，切小块。

2 鸡蛋打散备用；洋葱去老皮，切丁；胡萝卜洗净，去皮，切丁；豌豆粒、玉米粒分别洗净，焯熟；金针菇洗净，切掉根部，焯熟，切小段。

3 平底锅放油烧热，放入洋葱丁、胡萝卜丁、豌豆粒、玉米粒、金针菇段翻炒，倒入米饭继续翻炒，再倒入菠萝块和鸡蛋液，大火翻炒至鸡蛋液凝固，加盐调味，盛到菠萝壳中即可。

 营养功效 菠萝可益气止渴，促进消化，与其他食材搭配营养更丰富，适合腹泻、消化不良的孩子食用。

 美味秘诀 将菠萝切成块状，在盐水或糖水中浸泡一会儿，可有效去除对口腔有刺激作用的苷类物质。

夏天养脾胃，驱除湿邪防腹泻

夏季多雨潮湿，湿邪容易损伤人体的阳气，脾尤其容易被湿所困，导致脾失健运，孩子出现食欲缺乏、大便稀溏等症状，严重者会出现肠胃炎、痢疾等疾病。

让孩子多吃健脾祛湿的食物

夏季，为了防止湿邪侵袭人体，可以多吃些除湿的食物。比如绿豆、薏米、红豆、荷叶等，这些食物有很好的清热利湿作用。此外，由于夏季天气炎热，孩子往往胃口不佳，可适当吃些性偏凉的食物，比如新鲜蔬果、鸭肉、薏米等。

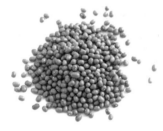

绿豆
清肝火，健脾胃

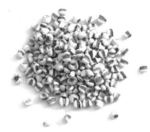

薏米
健脾除湿

绿豆苦瓜豆浆：健脾清热

中医认为，凡有苦味的蔬菜，大多具有清热的作用。孩子夏季经常吃些苦瓜、苦菜等苦味食品，能调和脾胃，消除疲劳，醒脑提神，对中暑、胃肠道疾病有一定的预防作用。喝绿豆苦瓜豆浆，就有很好的健脾清热和消暑的作用。

50 克黄豆，用清水浸泡 10~12 小时，洗净；15 克绿豆，用清水浸泡 2 小时，洗净；15 克苦瓜，洗净，去瓤，切丁。将备好的食材放入豆浆机中，加水至上、下水位线之间，按下"豆浆"键，煮至豆浆机提示做好，加冰糖搅拌至化开即可。

夏季怎样吃瓜果才不伤孩子脾胃

酸味水果如梅子、李子、杨梅、橘子、杏、山楂等，所含的酸性物质不易被氧化分解，同胃酸一起易刺激胃黏膜，还有可能加重便秘，一般不建议多吃；另外，上述酸性食物都不要空腹食用，否则易产生胃胀、呃酸，还有可能引起胃肠功能紊乱。

夏季养脾胃生活小贴士

夏季昼长夜短，加上天气炎热，孩子最好养成适当午睡的习惯，以使体内激素分泌平衡，避免因肠胃调节紊乱而导致消化不良等症。

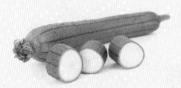

丝瓜
清热，促进排便

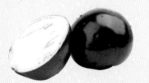

茄子
清热活血

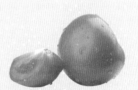

番茄
健胃消食

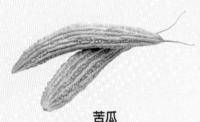

苦瓜
明目清心

当季食材推荐

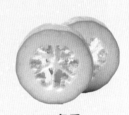

冬瓜
生津利尿

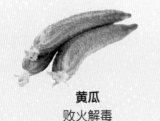

黄瓜
败火解毒

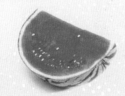

西瓜
清热解暑，生津止渴

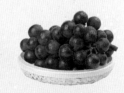

葡萄
益气补脾

丝瓜白玉菇汤 `1.5岁以上`

材料 丝瓜 100 克,白玉菇 50 克,鸡蛋 1 个,枸杞子少许。

调料 盐 1 克,葱花、植物油各适量。

做法

1 丝瓜去皮,洗净,切滚刀块;白玉菇洗净,去蒂;鸡蛋打散,炒熟盛出备用;枸杞子洗净。

2 锅内倒油烧热,爆香葱花,放入丝瓜块、白玉菇炒一下,加适量清水烧开,放入鸡蛋、枸杞子略煮,加盐调味即可。

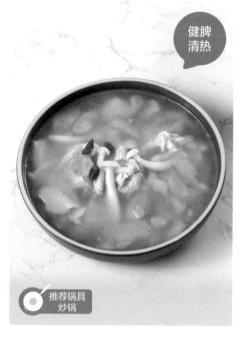

健脾清热

 营养功效 丝瓜可清凉解毒,与鸡蛋等做成汤羹食用有助于孩子健脾,清胃火。

推荐锅具 炒锅

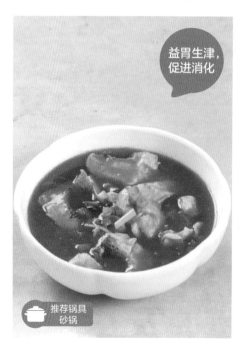

益胃生津,促进消化

推荐锅具 砂锅

番茄鲈鱼 `1岁以上`

材料 鲈鱼 150 克,番茄 100 克。

调料 葱花、姜片、蒜片、料酒、植物油各适量,番茄酱 10 克,盐 2 克。

做法

1 鲈鱼处理干净,取鱼肉,切薄片,加入料酒、盐、姜片腌渍 10 分钟;番茄洗净,去皮,切小丁。

2 锅内倒油烧热,爆香蒜片,下入番茄丁,大火翻炒至番茄丁出浓汁,下入番茄酱,加入适量开水。

3 大火煮开后,快速下入鱼片煮熟,加盐调味,撒上葱花即可。

 营养功效 促进消化,补脾胃。

苦瓜煎蛋 `2岁以上`

材料 鸡蛋1个，苦瓜150克。

调料 葱花、盐、白胡椒粉、植物油各适量。

做法

1 苦瓜洗净，去籽，切丁，焯水；鸡蛋打散；将苦瓜丁和鸡蛋液混匀，加葱花、盐和白胡椒粉搅拌均匀。

2 锅内倒油烧至六成热，倒入调好的蛋液，煎至两面金黄即可。

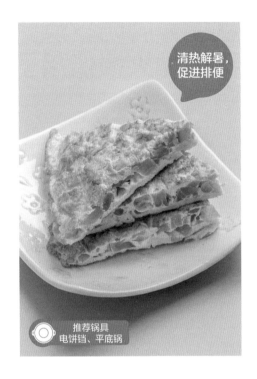

清热解暑，
促进排便

营养功效 苦瓜可清热解暑，与鸡蛋搭配健脾开胃的效果更佳。

美味秘诀 苦瓜瓤和其中的白膜尽量去除，可减少苦涩，孩子更爱吃。

推荐锅具
电饼铛、平底锅

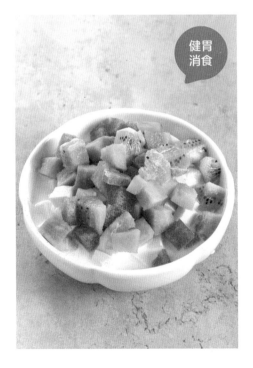

健胃
消食

杏仁豆腐沙拉 `1岁以上`

材料 西瓜、香瓜、猕猴桃各30克，杏仁豆腐60克，牛奶100毫升。

做法

1 香瓜洗净，去皮及籽，切小块；西瓜取果肉，去籽，切小块；猕猴桃去皮，切小块；杏仁豆腐切小块。

2 将切好的水果块和杏仁豆腐放入碗中，加入牛奶即可。

营养功效 杏仁豆腐可补胃益气，与多种水果搭配有助于孩子健脾开胃，促进消化。

美味秘诀 食用时加点蜂蜜或白糖，口感会更好。

秋季养脾防秋燥，
不让燥火损伤孩子身体

秋天早晚凉，白天气温仍然较高，但天气比较干燥，湿度低。在这种气候条件下出汗较少，夏季积存在体内的燥热不易排出，而外界环境又较干燥，口腔、鼻腔黏膜又缺乏水分滋润，可谓内忧外困，易出现口干、咽干、鼻干、大便干燥等症状。

初秋清热，晚秋御寒

初秋，饮食应该以清热滋润为原则，可以多喝一些滋阴清热的汤粥。比如，排骨汤、薏米粥、梨汁等，适合孩子日常食用。

晚秋，天气逐渐变凉，饮食应该以驱寒、滋润为主。不仅要养阴润燥，还要吃一些温补的食物帮助孩子抵御寒冷的侵袭。这时，可用滋阴润燥的银耳、百合搭配红枣、南瓜等做成菜肴或汤羹给孩子吃。

银耳百合羹：滋阴润秋燥

按照五行和五脏搭配的理论，秋季通肺，代表颜色是白色。因此中医认为，多吃白色食物有利于润肺、强脾胃，比如山药、莲子、银耳、雪梨、百合等都有滋阴润燥的功效。用银耳和百合搭配煮羹，就有不错的缓解秋燥的作用。

10克干银耳，用清水泡发，择洗干净，撕成小朵；30克鲜百合，分瓣，洗净；5克枸杞子，洗去浮尘。锅置火上，放入银耳和适量清水，大火烧开后转小火煮至汤汁浓稠，下入鲜百合和枸杞子略煮，加冰糖煮化即可。

脾肺同养，孩子舒心过秋季

秋季饮食要注意对孩子的脾肺进行养护，让孩子适量补充水分，适当吃些滋阴润肺、健脾益气的食物，注意增减衣服，预防感冒，安稳度过秋季。

洋葱
健胃宣肺

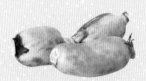

莲藕
生津补脾

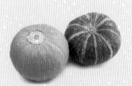

南瓜
暖养脾胃

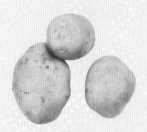

土豆
和胃健脾

当季食材推荐

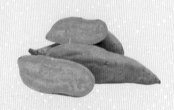

红薯
健脾胃，助通便

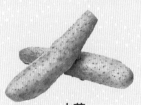

山药
补脾养肺

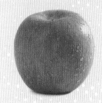

苹果
养肠胃，助通便

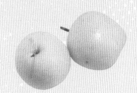

雪梨
润肺健脾

77

莲藕玉米排骨汤 2岁以上

材料 猪排骨 300 克，玉米、莲藕各 150 克。

调料 姜片、陈皮各 3 克，盐 1 克。

做法

1 猪排骨洗净，切段，焯去血水；莲藕去皮，洗净，切片；玉米切段。

2 锅内注入适量清水，放入排骨段、莲藕片、玉米段、姜片、陈皮，大火煮沸，改小火煲 2 小时至材料熟烂，加盐调味即可。

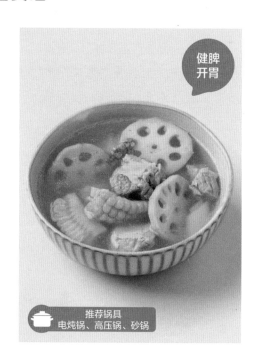

健脾开胃

营养功效 排骨可健脾开胃，与莲藕、玉米搭配可以促进食欲、滋阴润燥。

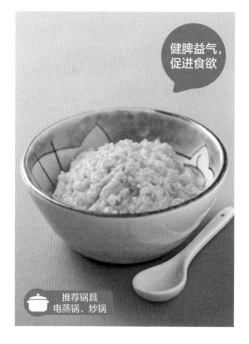

健脾益气，促进食欲

推荐锅具
电蒸锅、炒锅

推荐锅具
电炖锅、高压锅、砂锅

南瓜蛋黄泥 8个月以上

材料 鸡蛋 1 个，南瓜 80 克。

做法

1 南瓜洗净，去瓤去皮，切块，放入碗中，隔水蒸熟。

2 鸡蛋洗净，放入锅中水烧开后煮 10 分钟至全熟，取 1/4 蛋黄压成泥，加 20 毫升温水调匀成糊状，倒入南瓜泥拌匀即可。

营养功效 南瓜与鸡蛋搭配可健脾胃，可以促进消化吸收。

美味秘诀 可把温水换成配方奶或牛奶，口味鲜美，孩子更爱吃。

百合炖雪梨 1.5岁以上

材料 雪梨 150 克，干百合 10 克。

调料 冰糖适量。

做法

1 干百合洗净，提前 2 小时泡发；雪梨洗净，去核，连皮切块。

2 锅内倒入适量清水，加入雪梨块、泡好的百合大火煮开，转小火慢炖 30 分钟，加冰糖煮化即可。

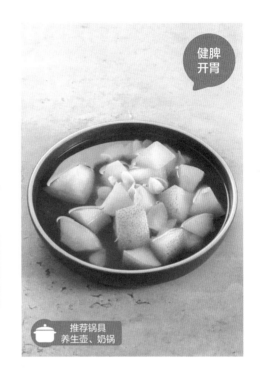

健脾开胃

营养功效 百合具有养阴润肺、清心安神的功效，与雪梨搭配有助于孩子清热降火、滋养脾肺，提高抗病能力。

推荐锅具
养生壶、奶锅

养胃，缓解便秘

推荐锅具
电蒸锅

荷香小米蒸红薯 1岁以上

材料 红薯 100 克，小米 30 克，荷叶 1 张。

做法

1 红薯去皮，洗净，切条；小米洗净，浸泡 30 分钟；荷叶洗净，铺在蒸屉上。

2 将红薯条在小米中滚一下，裹满小米，排入蒸笼中，蒸笼上汽后蒸 30 分钟即可。

营养功效 红薯可通便润肠，小米可养胃补脾，二者搭配特别适合肠胃功能较弱的孩子食用。

美味秘诀 新鲜红薯需要放置在阴凉通风处 1~2 周，待红薯糖化后再蒸制，口感更香甜软糯。

冬季寒冷，养脾胃重在防寒保暖

冬天，寒冷的气候容易使体弱的孩子患上感冒，而且也是各种传染病的多发期。孩子脾胃娇嫩，更容易导致脾胃虚弱、腹泻、积食等肠胃疾病，影响孩子的健康。

吃点肉，能量足

寒冷的季节，选择适合孩子的冬令食补良品，可以帮助孩子驱散寒冷，增加温度。孩子冬季的三道滋补肉食：羊肉为暖体的优良食物，适合孩子在寒冷季节食用；鸡肉的蛋白质含量高于猪肉，其中的氨基酸组成与人体需要模式接近，营养价值高，具有强身、健体、益智的功效；牛肉可以补中益气、滋养脾胃。

板栗牛肉山药粥：暖养身体，助力长个

冬季，孩子的身体需要暖养，可选温热食物熬煮成粥给孩子喝，有温暖脾胃、养阳补肾的功效。常选的食物有板栗、牛肉、羊肉、山药、红枣、糯米等。冬季给孩子喝板栗牛肉山药粥，可以暖养身体，助力长高个。

150克牛肉，洗净，切小粒，加适量盐、白胡椒粉、料酒腌渍一下，备用；板栗10枚，去壳及皮；山药100克，削皮，洗净，切小段；大米100克，洗净，浸泡30分钟。锅内加适量清水烧开，将所用食材放入锅内，大火烧开后，转小火慢煮至粥熟即可。

冬季少吃反季水果

冬天适量吃水果能够有效补充营养物质，一般不会对脾胃造成伤害。但冬天气温较低，反季水果大多比较寒凉，经常过量食用可能会加重肠胃负担，伤及脾胃，容易出现腹痛、腹泻等不良反应。所以，孩子冬天吃水果应注意多选择应季水果，如橙子、橘子、柿子等。

冬季养脾胃生活小贴士

冬天养脾胃，注意暖养。孩子在室内活动不要光着脚，可以穿着鞋或袜子活动，睡前也可以适当泡脚，有助于驱散脾胃寒气。冬季睡觉时不要让孩子踢开被子，注意关好门窗，避免受风寒。水果最好常温食用。这些做法都可以有效预防孩子脾胃受寒引发的腹痛、腹泻等症状。

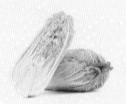

白菜
益胃生津，缓解便秘

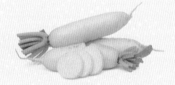

白萝卜
促进消化，缓解腹胀

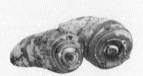

芋头
健脾补虚

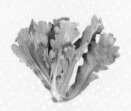

茼蒿
开胃健脾，安神助眠

当季食材推荐

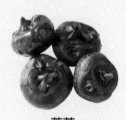

荸荠
消食化积

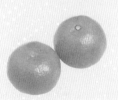

橘子
开胃理气

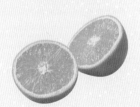

橙子
补脾生津，提升食欲

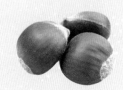

板栗
益气健脾

胡萝卜虾仁小馄饨 `1岁以上`

材料 虾仁 210 克，胡萝卜、馄饨皮各 150 克。

调料 盐 1 克，香油适量。

做法

1 虾仁洗净，切碎；胡萝卜洗净，去皮，切碎。

2 虾肉碎和胡萝卜碎放入碗中，加少许盐和香油拌匀，包入馄饨皮中。

3 锅中加水煮沸，下入小馄饨，煮至浮起熟透即可。

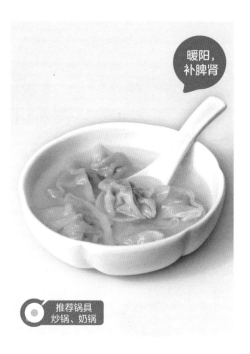

暖阳，补脾肾

营养功效 胡萝卜和虾仁搭配，有健脾暖胃的功效，有利于孩子冬季暖养。

推荐锅具
炒锅、奶锅

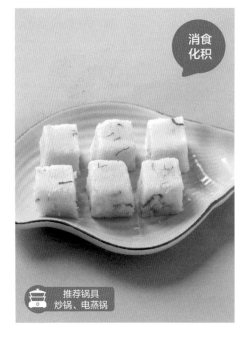

消食化积

推荐锅具
炒锅、电蒸锅

萝卜蒸糕 `1岁以上`

材料 大米粉 80 克，胡萝卜 40 克，白萝卜 150 克。

调料 盐、植物油各少许。

做法

1 白萝卜、胡萝卜洗净，切丝，加盐腌 5 分钟，腌出水分后挤干水；大米粉加水调成米糊。

2 锅内倒油烧热，加胡萝卜丝、白萝卜丝翻炒，倒入大米糊搅拌均匀。

3 取蒸碗，倒入萝卜米糊，蒸 30 分钟，取出晾凉，切块即可。

营养功效 白萝卜理气化痰，与米粉搭配一起做成蒸糕，健脾胃、顺气化痰的功效更好。

鸡丝炒茼蒿 2岁以上

材料 茼蒿100克，鸡胸肉60克。

调料 盐、植物油各少许。

做法

1 茼蒿掐去老茎，洗净，切段；鸡胸肉洗净，切丝。

2 锅中放油，烧热后倒入鸡丝，炒至变色，再放入茼蒿段一起炒熟，加盐调味即可。

营养功效 茼蒿适合脾胃不和、食欲不佳的孩子食用，与鸡胸肉搭配，健脾胃、促消化效果更好。

美味秘诀 这道菜也可以将鸡丝、茼蒿先焯熟再凉拌，油脂更少，有利于孩子健康。

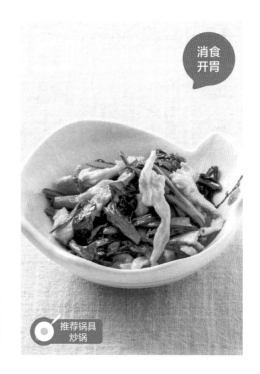

消食开胃

推荐锅具 炒锅

暖养脾胃，助力长个

推荐锅具 砂锅、高压锅

板栗荞麦南瓜粥 2岁以上

材料 荞麦20克，南瓜50克，大米、板栗肉各40克。

做法

1 南瓜洗净，去皮及瓤，切小块；荞麦洗净，浸泡4小时；大米淘洗干净，浸泡30分钟；板栗肉洗净，掰小块。

2 锅内加适量清水烧开，放入荞麦、大米、板栗肉，大火煮开后转小火煮40分钟，加南瓜块煮至粥烂熟。

营养功效 板栗能益气健脾，与南瓜、荞麦搭配煮粥，可以健胃消积，提升孩子食欲。

美味秘诀 板栗煮熟后再剥皮会轻松许多，这款粥用熟板栗会更省时。

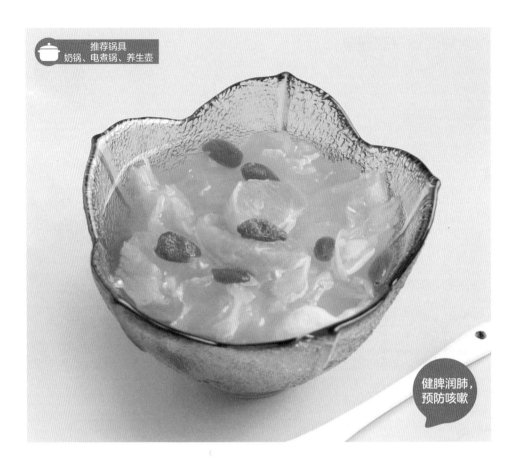

推荐锅具
奶锅、电煮锅、养生壶

健脾润肺，
预防咳嗽

橘杞银耳羹 `1.5岁以上`

材料 橘子 100 克，干银耳 15 克，枸杞子 10 克。

调料 冰糖适量。

做法

1 银耳用清水泡发，择洗干净，撕成小朵；橘子去皮，分瓣；枸杞子洗净。

2 锅置火上，放入银耳和适量清水，大火煮开后转小火煮至汤汁略稠，加入橘子瓣、枸杞子煮 2 分钟，调入冰糖煮化即可。

 营养功效 橘子酸甜可口，有健脾胃的功效；银耳可润肺化痰，搭配补肝益肾的枸杞子，预防冬季咳嗽。

 美味秘诀 冰糖可以根据孩子的口味适量添加。

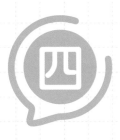

四

发现疾病小信号，
饮食调理见效快

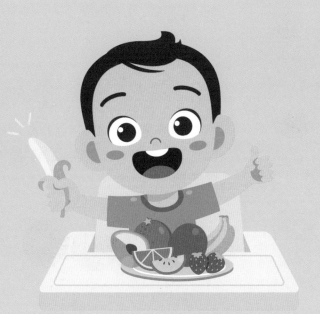

吃饭不香：脾胃不和添的乱

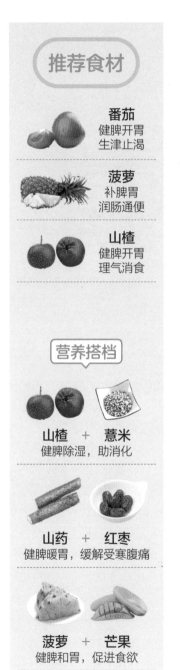

推荐食材

番茄
健脾开胃
生津止渴

菠萝
补脾胃
润肠通便

山楂
健脾开胃
理气消食

营养搭档

山楂 + 薏米
健脾除湿，助消化

山药 + 红枣
健脾暖胃，缓解受寒腹痛

菠萝 + 芒果
健脾和胃，促进食欲

多吃性质平和、温补脾胃的食物

如果孩子缺乏食欲，稍微吃多点就觉得肚子胀；或者吃起饭来挑肥拣瘦，这些情况往往是脾胃不和引起的。这种情况可适当吃些性质平和、温补脾胃的食物，如山药、红枣等，很快就能让孩子的食欲恢复。

推荐食疗方

鸡内金粥

将 10 克鸡内金用小火炒至黄褐色，研成细末。先将大米 50 克加适量清水煮至稀稠适当，放入鸡内金细末 3~6 克，加适量白糖，分次温服。

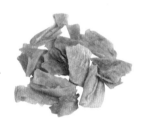

山楂红枣汤

红枣、山楂各 10 克洗净，去核，切块。放入锅中，加入水，放入 5 克姜片，中火煮开，改小火煮 10 分钟，加入适量红糖，搅拌均匀即可出锅。分次温服。此方有益气、消食化滞、提振食欲的功效。

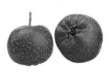

山楂薏米陈皮粥 `1岁以上`

材料 大米、薏米、山楂各30克，陈皮5克。

调料 红糖3克。

做法

1 陈皮洗净，切丁；大米淘洗干净，用水浸泡30分钟；薏米淘洗干净，浸泡3小时；山楂洗净，去核，切块。

2 锅内加适量清水烧开，加入陈皮丁、大米、薏米、山楂块，大火煮开后转小火煮50分钟，加入红糖搅匀。

用法 每周服用2~3次。

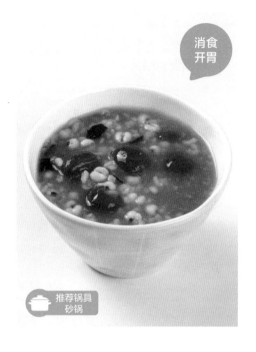

消食开胃

营养功效
山楂健脾消食，薏米健脾和胃，陈皮芳香开胃。一起煮粥食用，可以改善孩子脾胃不和引起的厌食。

推荐锅具
砂锅

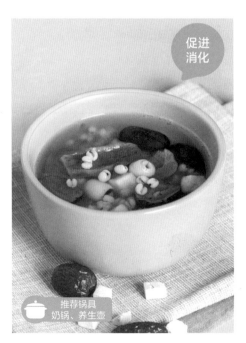

促进消化

推荐锅具
奶锅、养生壶

小儿健脾四神汤 `1岁以上`

材料 淮山药、茯苓各10克，薏米50克，莲子15克，红枣20克。

做法

1 淮山药、茯苓、薏米、莲子分别洗净，控水后备用；红枣洗净，去核。

2 将上述材料一起放入煮锅内，锅内加适量清水；大火煮开后，小火慢煮30~40分钟。

用法 每周服用2~3次。

营养功效
淮山药有健脾胃、促消化的功效；茯苓可以渗湿利水、宁心安神；薏米可以健脾补肺，清热利湿；莲子可以补脾安神；红枣可以温补脾胃，改善食欲。

"小胖墩"：让脾胃运转起来

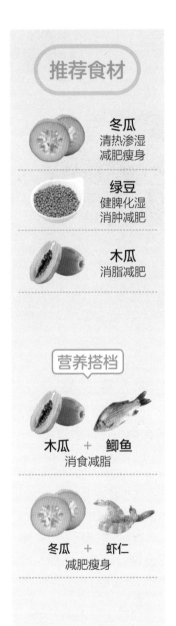

推荐食材

冬瓜
清热渗湿
减肥瘦身

绿豆
健脾化湿
消肿减肥

木瓜
消脂减肥

营养搭档

木瓜 + 鲫鱼
消食减脂

冬瓜 + 虾仁
减肥瘦身

慎吃肥甘厚腻食物

孩子肥胖通常与饮食习惯有关：爱吃甜食和油腻的食物，暴饮暴食，常吃零食，不喜欢吃蔬菜和水果。这些食物长期在脾胃积滞，就会引起肥胖。所以，调理小儿肥胖，首先需要让脾胃变得强健起来，饮食要清淡，少吃肥甘厚腻食物。

另外，让孩子多吃粗粮、蔬果、豆类等富含膳食纤维的食物，有助于孩子排出体内堆积的垃圾废物，预防肥胖。

推荐食疗方

薏米赤小豆红枣粥

薏米 50 克、赤小豆 20 克、红枣 10 克。将三种食材充分浸泡，然后放在一起煮粥。此方可以改善孩子因脾胃虚弱引起的肥胖症。

冬瓜陈皮汤

500 克冬瓜洗净，切块，放锅内，加 3 克陈皮，葱花、姜片、盐各适量，并加适量清水，用文火煮至冬瓜熟烂，出锅即成，佐餐饮用。此方可健脾胃、助运化、促进减肥。

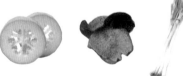

木瓜煲鲫鱼 1岁以上

材料 鲫鱼1条（约250克），木瓜100克。

调料 姜片5克，盐2克，植物油适量。

做法

1 将鲫鱼处理干净，鱼身划几刀；木瓜去皮、去籽，切小块。

2 锅内倒入植物油，下鲫鱼小火慢煎后捞出备用。

3 煲内放适量水烧开，放入煎好的鲫鱼和姜片，炖到汤变乳白色，再放入木瓜块炖10分钟，然后加盐调味即可。

用法 每周食用1~2次。

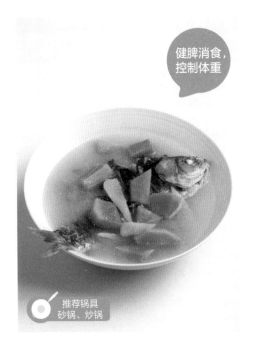

健脾消食，控制体重

推荐锅具
砂锅、炒锅

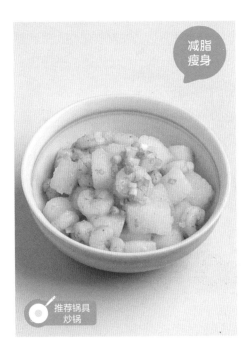

减脂瘦身

推荐锅具
炒锅

冬瓜烩虾仁 1岁以上

材料 虾仁25克，冬瓜250克。

调料 葱花、花椒粉各少许，盐、香油各1克，植物油适量。

做法

1 虾仁洗净；冬瓜去皮及瓤，洗净，切块。

2 炒锅倒入植物油烧至七成热，下葱花炒出香味，放入冬瓜块、虾仁和适量水烩熟，调入盐、花椒粉、香油即可。

用法 每周食用1~2次。

 美味秘诀

煲制此菜时应清淡，出锅前加少许盐即可，口感好，也做到了低盐。

口臭：要清胃火

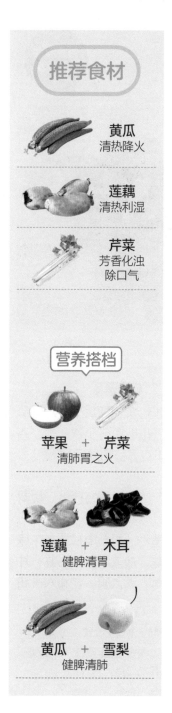

推荐食材

黄瓜
清热降火

莲藕
清热利湿

芹菜
芳香化浊
除口气

营养搭档

苹果 + 芹菜
清肺胃之火

莲藕 + 木耳
健脾清胃

黄瓜 + 雪梨
健脾清肺

选择清凉祛火的食物

中医认为，上火有实火和虚火之分，口臭多为胃中实火，因为脾开窍于口，小儿属稚阴稚阳之体，生长发育迅速，常表现为脾不足，加上孩子饮食不节制，因此常为饮食所伤，胃火上升。

调理口臭，孩子在饮食方面要节制，还要清胃火。细心的家长会发现，孩子除嘴巴臭臭之外，舌质一般是红的，舌苔发黄，这时可以选择清凉去火的食物，比如喝西瓜雪梨汁来清理胃火。

推荐食疗方

枇杷叶粳米粥

先将枇杷叶 10 克用包入煎，取浓汁后去渣，然后加上 50 克粳米煮粥，粥成后加入适量冰糖服用，有清泻胃火的作用，可以调理孩子因胃火过盛引起的口臭。

生地蜂蜜水

生地黄 2~3 克加水煎煮 10 分钟，待汁水放温后加两勺蜂蜜，并搅拌均匀即可服用。此方有清降胃火的功效（1 周岁以下孩子慎服）。

苹果西芹百合汁 8个月以上

材料 苹果 100 克，鲜百合 30 克，西芹 50 克。

调料 蜂蜜适量。

做法

1 鲜百合掰开，洗净；西芹择洗干净，切小段；苹果洗净，去皮、核，切丁。

2 将上述食材放入榨汁机中，加入适量饮用水搅打均匀，加入蜂蜜调匀即可。

用法 午饭后服用，每周 2~3 次。

 营养功效 西芹有一种特殊的香气，可去除孩子口中的浊气；鲜百合可以清脾胃之火，去除口气。

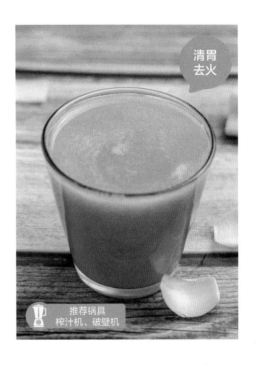
清胃去火

推荐锅具 榨汁机、破壁机

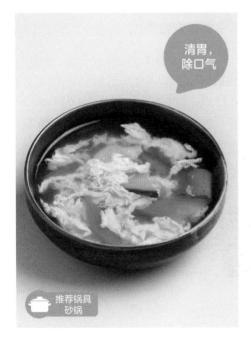
清胃，除口气

推荐锅具 砂锅

黄瓜鸡蛋汤 1.5岁以上

材料 黄瓜 100 克，鸡蛋 1 个，胡萝卜 20 克。

调料 植物油、盐、香油各适量。

做法

1 鸡蛋洗净，打成蛋液；黄瓜、胡萝卜洗净，切片。

2 锅内倒油烧热，加入适量清水；待水烧开后，加入黄瓜片、胡萝卜片煮软，淋入蛋液，加盐，滴入香油盛出即可。

 营养功效 黄瓜可清胃火，鸡蛋可滋阴健脾，两者搭配可改善胃火旺盛引起的口臭。

吃饭打嗝：打通胃气嗝立停

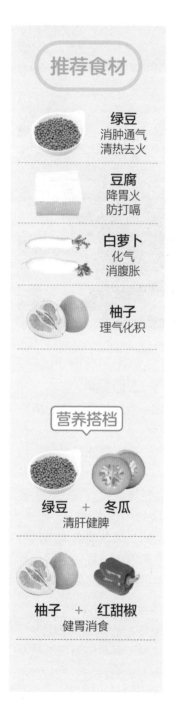

推荐食材

绿豆
消肿通气
清热去火

豆腐
降胃火
防打嗝

白萝卜
化气
消腹胀

柚子
理气化积

营养搭档

绿豆 ＋ 冬瓜
清肝健脾

柚子 ＋ 红甜椒
健胃消食

调整饮食、加强运动能改善

打嗝又被称为"膈肌痉挛"，中医上指的是气逆上冲、喉间呃呃连声、声短而频、不能自行控制的一种病症。偶尔打嗝是正常的生理现象，但如果经常打嗝就需要调理脾胃了。

孩子休息不足，饮食失调，活动量很少，长此以往，会导致脾胃虚弱，表现为消化不良、缺乏食欲、容易打嗝胃胀、疲倦乏力，因此爸爸妈妈应经常带孩子参加户外活动。

推荐食疗方

雪梨红糖水

雪梨 100 克洗净，切块，加水煎煮成梨汁，捞出梨块；雪梨汁中加入适量红糖，煮至化开即可。此饮品可有效抑制打嗝。

刀豆生姜饮

将 50 克刀豆、10 克生姜用水煎 20~30 分钟，去渣取汁，加适量红糖，待温度适宜时食用，每日 1~2 次。此方有温胃散寒、降逆止呃的作用。

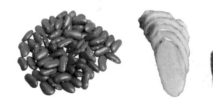

香拌柚子块 1岁以上

材料 柚子200克，红柿子椒、豆腐丝各25克。

调料 盐1克，香油5克，香菜末适量。

做法

1 柚子去皮，果肉切块；红柿子椒洗净，去蒂除籽，切丝；豆腐丝洗净，切段，放入沸水中焯透，捞出，过凉，沥干水分。

2 柚子肉、红柿子椒丝、豆腐丝、香菜末放入盘中，加盐和香油拌匀即可。

用法 佐餐食用。

营养功效 理气、消食、化积，缓解孩子打嗝。

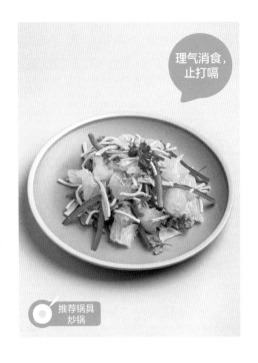

理气消食，止打嗝

推荐锅具 炒锅

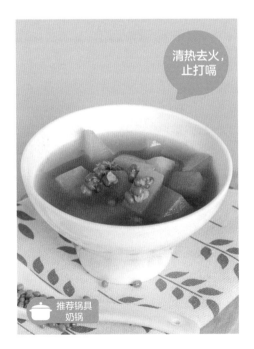

清热去火，止打嗝

推荐锅具 奶锅

绿豆冬瓜汤 1岁以上

材料 冬瓜200克，绿豆20克。

调料 冰糖适量。

做法

1 绿豆洗净，提前浸泡一晚；冬瓜洗净，去皮，切块。

2 绿豆与冬瓜一起放入锅中，加水，大火煮沸，转小火熬煮约15分钟，加冰糖稍煮即可。

用法 午饭时佐餐饮用。

营养功效 绿豆具有消肿通气、清热去火的功效，可以缓解孩子打嗝。

美味秘诀 根据孩子饮食习惯，也可以将冰糖换为盐。

肚子咕咕叫：消化出了问题

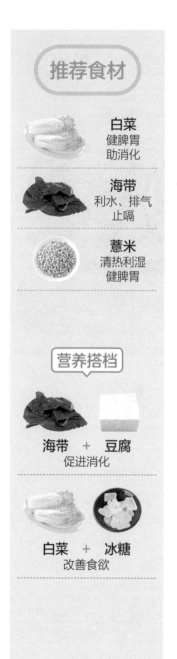

推荐食材

白菜
健脾胃
助消化

海带
利水、排气
止嗝

薏米
清热利湿
健脾胃

营养搭档

海带 + 豆腐
促进消化

白菜 + 冰糖
改善食欲

少吃易胀气的食物

许多家长会听到孩子的肚子咕咕叫，就好像水流声一样，这是由于吃到肚子里的食物没有很好的消化导致的肠鸣。如果孩子经常肠鸣，还伴有溏便、腹泻等症状，多是孩子脾胃虚弱导致的消化不良。

预防肠鸣要从饮食入手，忌辛辣、生冷、油腻、刺激性食物，如辣椒、冷饮、生猛海鲜、油条等；少吃易产气的食物，如土豆、洋葱等。

推荐食疗方

薏米山药糊

薏米、山药各15克，白糖适量。将薏米、山药研成细末，用炒锅炒成微黄色，然后加适量清水煮成稀糊状，用白糖调味即可。此方可调理脾胃虚弱引起的肠鸣。

橘皮银耳粥

将50克大米淘洗干净，将20克银耳泡发后切细；取半个橘子的皮，去白经，用清水浸泡片刻后切成细丝；取出橘肉，洗净。大米煮开后放橘皮，再放发好的银耳，转文火熬30~45分钟。最后加入枸杞子、橘子肉即可。早晚服用。此方可健脾胃、消食，改善肠鸣。

海带肉卷 `1岁以上`

材料 泡发海带200克，肉末100克，豆腐、鲜香菇各50克。

调料 盐3克，酱油、水淀粉、淀粉各10克，葱花、姜末、香油、香菜梗各适量。

做法

1 泡发海带洗净，切大片；鲜香菇洗净，切粒；豆腐碾碎，加肉末、葱花、姜末、香菇粒，放酱油、盐、水淀粉、香油调成肉馅；香菜梗稍烫。

2 将海带铺平撒上淀粉，酿上肉馅卷成卷，扎上烫好的香菜梗，上笼蒸熟，将原汁勾芡浇在上面即可。

用法 每周食用1次。

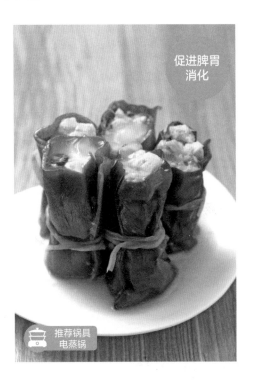

促进脾胃消化

推荐锅具
电蒸锅

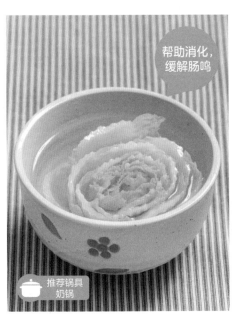

帮助消化，
缓解肠鸣

推荐锅具
奶锅

冰糖白菜根汤 `6个月以上`

材料 大白菜根1个，冰糖10克。

做法 大白菜根洗净，放入锅中，加入冰糖，再加适量水煎。

用法 饮服，每日3次，连服4~6日。

 营养功效 化积消食，缓解孩子腹胀引起的肠鸣。

吃什么拉什么：脾虚伤食

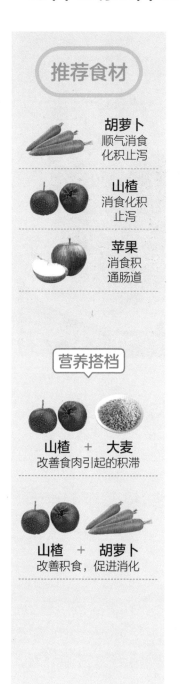

推荐食材

胡萝卜
顺气消食
化积止泻

山楂
消食化积
止泻

苹果
消食积
通肠道

营养搭档

山楂 + 大麦
改善食肉引起的积滞

山楂 + 胡萝卜
改善积食，促进消化

饮食应清淡、易消化

孩子吃什么拉什么，大便稀溏，夹杂未消化的乳片或食物残渣，中医称之为"完谷不化"。这往往是脾虚伤食导致的。

饮食宜以低脂流质少渣、软烂软食为主，可选米粥、面糊、藕粉等。不要吃油腻、生冷的食物，否则会加重腹泻，如蛋糕、奶酪、松子等油腻食物。

推荐食疗方

山楂红糖膏

山楂45克，红糖8克。把红糖放到锅内加热，化开后放入洗净去核的山楂，均匀搅拌；继续加热至全部互为一体后取出，稍稍冷却即可食用。用时每日取30克，饭前服用。此方可消食积、止腹泻。

苹果泥

苹果1个，去皮及核，切小块，放入蒸锅，大约20分钟蒸熟，用小勺压成泥，加入适量温开水搅匀。每日服2次。此方可益胃、和脾、生津、止泻。

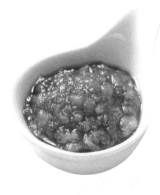

山楂陈皮大麦汤 `1岁以上`

材料 山楂8克,陈皮6克,大麦20克。

做法 将山楂、陈皮、大麦用水煮开后,再熬20分钟即可。

用法 饭后半小时服用。3岁以内的孩子,一次喝小半碗(以孩子平时吃饭的小碗为标准);3~6岁的孩子,一次喝半碗;6岁以上的孩子,一次可以喝大半碗或者一碗。酌量频服,服后汗出即可。

营养功效 平时脾胃消化不好、脾胃虚弱的孩子建议经常食用。

美味秘诀 新鲜山楂也可以用山楂干来代替。

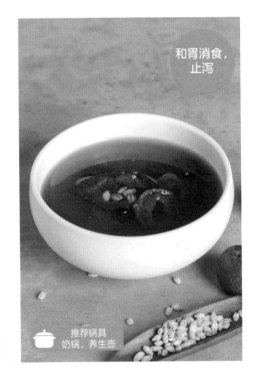

和胃消食,止泻

推荐锅具 奶锅、养生壶

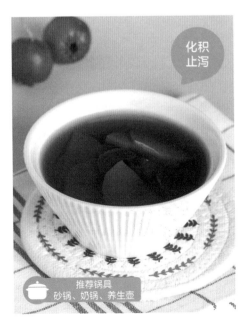

化积止泻

推荐锅具 砂锅、奶锅、养生壶

胡萝卜消食汤 `6个月以上`

材料 胡萝卜100克,干山楂片10克。

调料 红糖适量。

做法 胡萝卜洗净,切片,与山楂片一同煮至胡萝卜熟烂,加红糖调味即可。

用法 饮汤,吃胡萝卜。

营养功效 顺气消食、化积止泻,适用于伤食引起的小儿腹泻。

手脚冰凉：脾胃虚寒

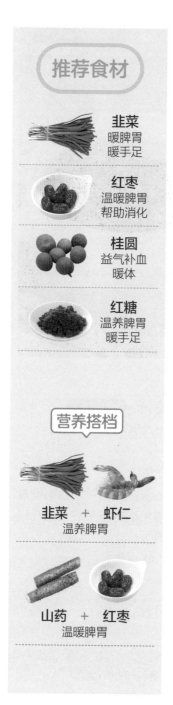

推荐食材

韭菜
暖脾胃
暖手足

红枣
温暖脾胃
帮助消化

桂圆
益气补血
暖体

红糖
温养脾胃
暖手足

营养搭档

韭菜 + 虾仁
温养脾胃

山药 + 红枣
温暖脾胃

温补脾胃，不吃寒凉食物

脾的清阳之气能够充养四肢，维持四肢的功能活动。如果脾阳不足，阳气不得调达，四肢失养，孩子就会畏寒肢冷。

脾胃虚寒、畏寒怕冷的孩子一般都要侧重温补脾胃，不吃寒凉的食物，比如绿豆、冷饮、螃蟹等。

推荐小验方

艾叶水泡脚

将50克艾叶放到砂锅中，加适量清水，浸泡约10分钟，大火煮沸，小火煎15分钟，倒入盆中，等水自然冷却到脚可以适应的温度时泡脚，一直泡到孩子全身微微出汗就可以了。

莲子桂圆粥

莲子50克泡发；桂圆30克去壳和核；粳米30克浸泡15分钟。锅内加水，放入粳米和莲子，大火煮开改中小火煮30分钟，将桂圆肉、枸杞子倒入粥内，煮10分钟，至莲子软烂，加适量白糖。每日服2次。此方可温中散寒，缓解手脚冰凉。

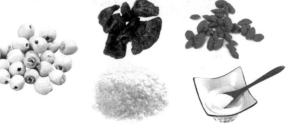

甄选食谱

韭菜虾仁粥 `1岁以上`

材料 大米 100 克，虾仁 80 克，韭菜 30 克。

调料 盐 3 克。

做法

1 韭菜择洗干净，切段；虾仁洗净；大米淘洗干净，浸泡 30 分钟。

2 锅内加适量清水烧开，加入大米，大火煮开后转小火煮 30 分钟，加入虾仁，略煮片刻后倒入韭菜段，加盐调味即可。

用法 每周食用 2~3 次。

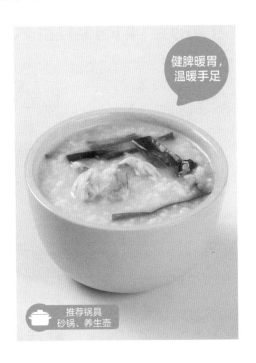

健脾暖胃，温暖手足

推荐锅具
砂锅、养生壶

营养功效 韭菜和虾仁都有温补脾肾的功效，可以改善孩子手足冰凉的症状。

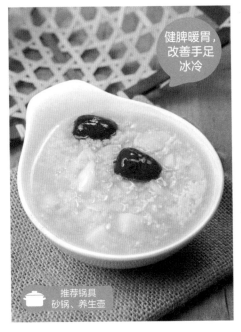

健脾暖胃，改善手足冰冷

推荐锅具
砂锅、养生壶

山药红枣莲子羹 `1岁以上`

材料 山药 100 克，去核红枣 3 颗，莲子 10 克，大米 60 克。

调料 冰糖 5 克。

做法

1 山药洗净，去皮，切块；红枣、莲子洗净；大米淘洗干净。

2 所有材料放入锅中，加水煮熟，最后放入冰糖煮化即可。

用法 早晚服用，每日 1 剂。

营养功效 益气健脾，养心止泻。

孩子易上火、脾气大：可能是体内有虚火

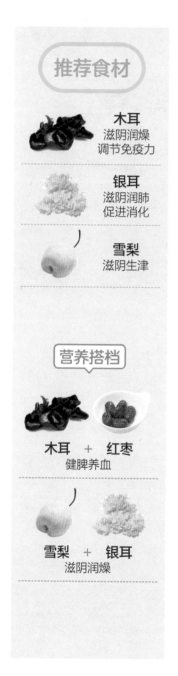

推荐食材

木耳
滋阴润燥
调节免疫力

银耳
滋阴润肺
促进消化

雪梨
滋阴生津

营养搭档

木耳 + 红枣
健脾养血

雪梨 + 银耳
滋阴润燥

优选滋阴去火的食物

有的孩子脾气特别大、特别闹，家长可能以为这是孩子性格问题。岂不知，很可能是孩子身体状态不佳导致的。阴虚就会生内热，体内有虚火，人就会烦躁，就爱生气。

有的孩子还会伴随舌头红、舌苔薄、嘴唇鲜红、手脚心热、大便干燥等症状。当孩子出现阴虚症状，家长就要想办法给孩子滋阴，可以吃一些滋阴生津的食物，如甘蔗、马蹄、枇杷等。

推荐食疗方

生地沙参麦冬饮

取生地、沙参、麦冬各5克，冰糖3克，煮水后喝汤即可。（3岁以下的孩子用量减半。）

双花参冬茶

菊花、金银花、西洋参、麦冬、胖大海各3克，泡茶饮用，频频服用。此方可以益气养阴、清热去火。

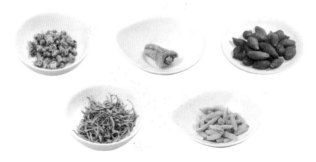

朱雀汤 1岁以上

材料 鸡蛋1个。

调料 香油、白糖各适量。

做法

1 将鸡蛋打入碗中，搅成蛋液；蛋液中滴入香油。

2 将滚烫的开水冲入碗中，自然形成鸡蛋花。

3 2~3分钟后，加白糖搅匀即可服用。

 营养功效 鸡蛋有滋阴降火的功效，可以缓解脾阴虚导致的烦躁焦虑。

 美味秘诀 要选择新鲜、蛋黄没有散开的鸡蛋，营养价值更高；用热米汤冲口感更好。

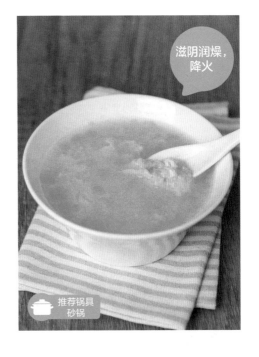

滋阴润燥，降火

推荐锅具
砂锅

雪梨银耳百合粥 1岁以上

材料 雪梨200克，大米100克，红枣6颗，干银耳、干百合各5克。

调料 冰糖5克。

做法

1 干银耳泡发，洗净，去蒂，撕小朵；雪梨洗净，连皮切块；大米淘洗干净，用水浸泡30分钟；红枣洗净，去核；干百合洗净，泡软。

2 锅内加适量清水烧开，加入大米、银耳、红枣，大火煮开转小火煮30分钟，加入雪梨块、百合煮10分钟，再加冰糖煮5分钟至冰糖化开即可。

用法 每周1~2次，早晨或晚间服用。

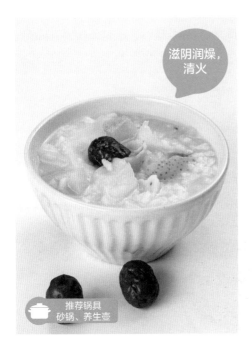

滋阴润燥，清火

推荐锅具
砂锅、养生壶

睡眠不安：胃不和，卧不安

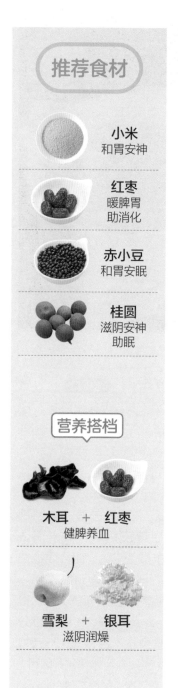

推荐食材

小米
和胃安神

红枣
暖脾胃
助消化

赤小豆
和胃安眠

桂圆
滋阴安神
助眠

营养搭档

木耳 + 红枣
健脾养血

雪梨 + 银耳
滋阴润燥

促进肠胃消化，方能保证睡眠质量

中医认为"胃不和则卧不安"，晚餐摄入过多，脾胃运化不顺畅、消化不良，孩子就容易睡不着觉，表现为夜晚踢被子、经常做梦、翻来覆去入睡困难等，可伴随腹胀、口臭、舌苔厚、地图舌、反酸、大便干结等症状。

缓解孩子睡眠不安，以健脾和胃为主要手段。晚餐要节制，不要给孩子吃太多；晚饭后要带孩子到室外转转，以促进肠胃消化，保证睡眠质量。

推荐食疗方

三味安眠汤

酸枣仁 10 克，麦冬、远志各 2 克，加 500 毫升清水一同放入锅中熬煮，煎成 50 毫升即可。此方有清心健脾、镇静安神的作用，可调理儿童睡眠障碍。

黄芪芝麻糊

黑芝麻 50 克炒香，研成细末备用；接着用 5 克黄芪水煎取汁，放入黑芝麻末和蜂蜜即可。早晨或晚间服用。此方有益气养血、改善睡眠的作用。

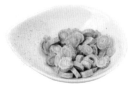

赤小豆南瓜红米粥 `1岁以上`

材料 赤小豆 20 克，红米 50 克，南瓜 100 克，红枣 5 颗。

调料 蜂蜜 5 克。

做法

1 红米、赤小豆洗净后用水浸泡 4 小时；南瓜去皮及瓤，洗净，切小块；红枣洗净，去核。

2 锅内加适量清水烧开，加入红米、赤小豆、红枣、大火煮开后转小火煮 40 分钟，加南瓜块煮至米烂豆软，放温，加蜂蜜调味即可。

用法 每周 1~2 次，早晨或晚间服用。

营养功效 赤小豆、南瓜、红米都有安神、助眠的功效，搭配食用效果更佳。

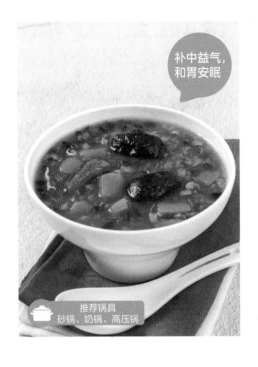

补中益气，和胃安眠

推荐锅具
砂锅、奶锅、高压锅

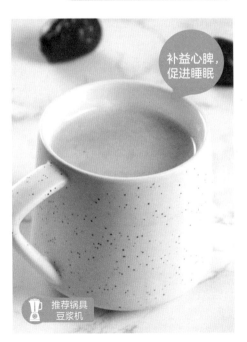

补益心脾，促进睡眠

推荐锅具
豆浆机

桂圆红枣豆浆 `8个月以上`

材料 黄豆 40 克，桂圆 15 克，红枣 5 颗。

做法

1 黄豆用清水浸泡 8~12 小时，洗净；桂圆去壳去核；红枣洗净，去核，切碎。

2 把上述食材一同倒入全自动豆浆机中，加水至上下水位线之间，按下"豆浆"键，煮至豆浆机提示豆浆煮好即可。

用法 早晨或晚间服用。

营养功效 益气脾，补气血，适用于心脾两虚引起的小儿失眠。

体质弱，常感冒：
不做温室"小幼苗"

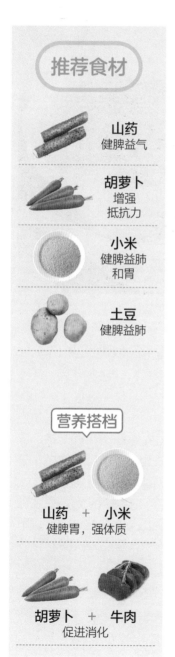

推荐食材

山药
健脾益气

胡萝卜
增强
抵抗力

小米
健脾益肺
和胃

土豆
健脾益肺

营养搭档

山药 ＋ 小米
健脾胃，强体质

胡萝卜 ＋ 牛肉
促进消化

常吃健脾益肺的食物，增强免疫力

有的孩子经常感冒，而且到医院打针、输液，刚好没几天又感冒了。这类孩子平时还不爱吃饭，消化不好。这种情况，表面上是肺的病，深层原因却是脾肺不和。临床上，因为脾虚导致积食，遇上外感风寒就感冒的孩子太多了。

孩子经常感冒、积食，就需要健脾消积、益气固表。平时常吃健脾益肺的食物，可促进消化、增强免疫力，还可以预防感冒。

推荐食疗方

芪归姜枣汤

黄芪、当归、枸杞子、陈皮各 3 克，百合 5 克，生姜 5 克，红枣（剥开，去核）20 克。大火煮开后改用小火煎煮 30 分钟。每日 1 次，连续服用 2~3 周。此方可以益气养血、健脾补肾，增强免疫力。

山药百合红枣粥

山药、龙眼肉、百合、红枣各 10 克，粳米 50 克，洗净后一起煮粥食用。此方可健脾补肾、益气补血、强身健体。

山药二米粥 `7个月以上`

材料 小米、大米各 15 克，山药 40
克，枸杞子 3 克。

做法

1 枸杞子洗净；大米淘洗干净，浸泡
30 分钟；小米洗净；山药洗净，
去皮，用料理机打碎。

2 锅内放入清水烧开，放小米、大米、
山药碎大火煮开后转小火熬煮 30
分钟，加枸杞子煮 10 分钟即可。

用法 早餐或晚餐食用。

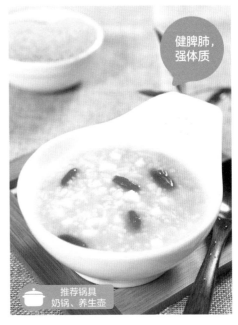

健脾肺，
强体质

推荐锅具
奶锅、养生壶

**营养
功效** 山药有生津益肺、补脾养胃
的功效。经常食用这道粥，
对脾肺虚弱、容易感冒咳嗽
的孩子有益。

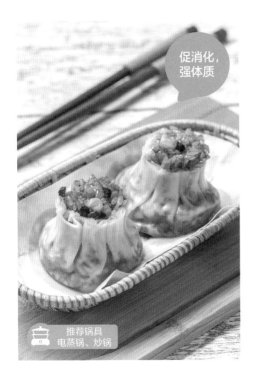

促消化，
强体质

推荐锅具
电蒸锅、炒锅

胡萝卜牛肉馅烧卖 `1.5岁以上`

材料 糯米 15 克，胡萝卜 25 克，牛
肉 馅 65 克，饺子皮 20 克，
豌豆粒 10 克，玉米粒 15 克。

调料 盐、白胡椒粉、生抽、蚝油、
植物油各适量，葱花、姜末、
蒜末各少许。

做法

1 糯米洗净，充分浸泡；胡萝卜洗净，
切丁；牛肉馅加葱花、姜末、蒜末
搅拌。

2 糯米蒸熟，盛出晾凉；胡萝卜丁、豌
豆粒、玉米粒沸水煮熟后捞出；锅置
火上加油烧热，加入牛肉馅煸炒变
色，加入煮熟的菜、盐、白胡椒粉、
生抽、蚝油，倒入糯米饭搅拌均匀。

3 用饺子皮把馅料包成烧卖生坯，蒸
熟即可。

睡觉磨牙：胃里有火清不出去

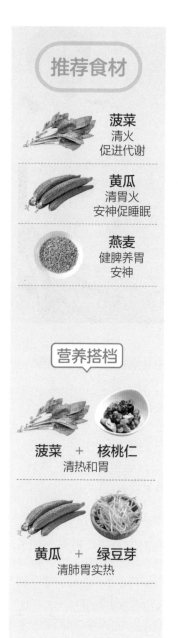

推荐食材

菠菜
清火
促进代谢

黄瓜
清胃火
安神促睡眠

燕麦
健脾养胃
安神

营养搭档

菠菜 + 核桃仁
清热和胃

黄瓜 + 绿豆芽
清肺胃实热

饮食应避免寒、热、酸、甜

磨牙是一种口腔病症，是由于胃里有热导致控制下牙床运动的颊车穴失灵，孩子在睡眠时上下牙不自主咬合、摩动，咯吱作响，醒后自然停止。

孩子长期磨牙会直接损害牙齿，釉质磨损后，露出牙髓，容易引发牙本质过敏，此时清理胃火是主要措施。饮食上应注意避免寒、热、酸、甜等刺激性食物。

推荐食疗方

麦冬雪梨百合饮

麦冬、无花果、百合各 5 克，雪梨干 10 克，加水煮半小时后，放入冰糖，煮开后即可饮食。此方可滋阴清火，改善孩子睡觉磨牙。

山药粳米红枣粥

淮山药 20 克，粳米 50 克，红枣 10 克。一起煮粥食用。此方可健脾和胃，调理孩子睡觉磨牙。

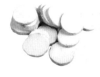

甄选食谱

果仁菠菜 3岁以上

材料 菠菜 100 克，核桃仁 20 克。

调料 醋 2 克，盐 2 克，香油少许。

做法

1 菠菜洗净，放入沸水中焯烫至熟，捞出沥干，切段。

2 锅置火上，用小火煸炒核桃仁至出香味，取出压碎。

3 菠菜段和核桃碎放入盘中，加入盐、香油、醋搅拌均匀即可。

用法 佐午餐食用。

营养功效 此菜含有胡萝卜素、蛋白质、钙及多种维生素，让孩子晚上睡得更安稳。

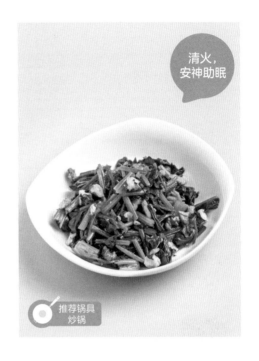
清火，安神助眠

推荐锅具
炒锅

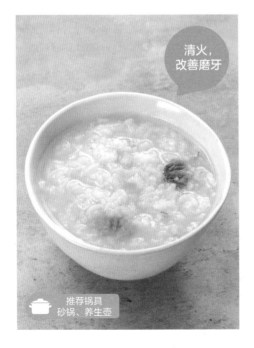
清火，改善磨牙

推荐锅具
砂锅、养生壶

白扁豆菊花粥 1岁以上

材料 白扁豆 30 克，大米 50 克，菊花 3 克。

做法

1 白扁豆提前泡 2 小时，洗净；菊花泡洗干净；大米淘洗干净，备用。

2 将上述材料放入锅中，加入适量清水，煮沸后改小火煮 30 分钟即可。

用法 每日分 2 次服食。

营养功效 清热，健脾胃，改善小儿胃热引起的磨牙。

美味秘诀 如果觉得菊花味苦，可在粥里加入适量蜂蜜调味。

常常大汗淋漓：分清自汗和盗汗

推荐食材

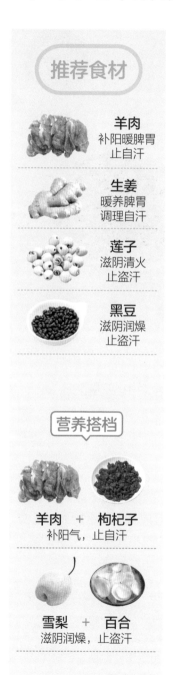

羊肉
补阳暖脾胃
止自汗

生姜
暖养脾胃
调理自汗

莲子
滋阴清火
止盗汗

黑豆
滋阴润燥
止盗汗

营养搭档

羊肉 + 枸杞子
补阳气，止自汗

雪梨 + 百合
滋阴润燥，止盗汗

白天汗多，宜补阳；晚上汗多，要滋阴

小儿汗证，是中医病名，是指不正常出汗的一种病证，即孩子在安静状态下、日常环境中，全身或局部出汗过多，甚则大汗淋漓的现象。一般我们将白天出汗称为自汗，而夜间睡眠状态出汗则称盗汗。

白天出汗多，调理以补充阳气为主，可以选择韭菜、羊肉、火龙果等食物改善；晚上出汗多，以滋阴润燥为主要调理方式，可以选择银耳、莲藕、雪梨等食物。

推荐食疗方

麦枣粥

淮小麦30克，粳米50克，红枣（剥开、去核）20克，煮粥，早晨或晚间食用。此方有养心安神、健脾益气、敛汗止汗的作用，可以调理儿童自汗、盗汗。

红枣乌梅汤

红枣（剥开、去核）、乌梅各10克，水煎服。此方可以益气养血、敛阴止汗，无论自汗或盗汗，都可以食用。

羊肉枸杞麦仁粥 2岁以上

材料 小麦仁 100 克，羊肉 80 克，枸杞子 10 克。

调料 料酒 10 克，盐 3 克，葱花、姜末、白胡椒粉各适量。

做法

1 羊肉洗净，切丁；枸杞子洗净；小麦仁洗净，下入开水锅中用大火煮沸，改小火煮到微熟。

2 加入料酒、葱花、姜末，下入羊肉丁煮开，煮至熟烂，再下入枸杞子煮 2 分钟，加盐、白胡椒粉即可。

用法 午餐时佐餐食用。

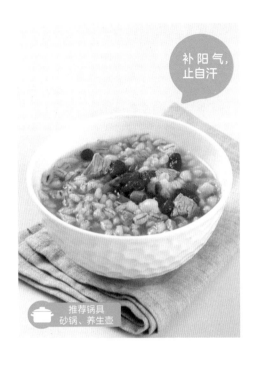

补阳气，止自汗

推荐锅具 砂锅、养生壶

营养功效 羊肉有补阳暖胃的功效，麦仁敛汗功效佳。

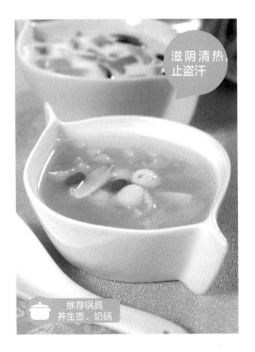

滋阴清热，止盗汗

推荐锅具 养生壶、奶锅

雪梨百合莲子汤 2岁以上

材料 莲子 20 克，干百合 10 克，雪梨 2 个，枸杞子少许。

调料 冰糖适量。

做法

1 雪梨洗净，去皮、核，切块；干百合洗净，用水泡软；莲子洗净，浸泡 4 小时；枸杞子洗净。

2 锅中放入适量水，放入雪梨块、百合、莲子、冰糖，煮开后再改小火煲约 1 小时，最后放枸杞子即可。

用法 每周食用 2~3 次。

营养功效 雪梨、百合滋阴润燥功效好，莲子可清火，三者合一可滋阴清热、止盗汗。

孩子常在床上"画地图"：脾肾双补见效快

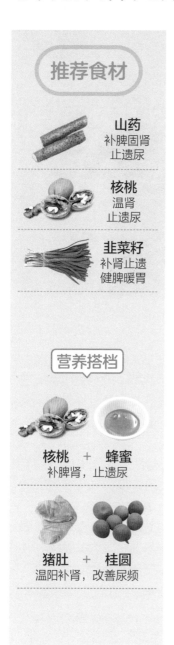

推荐食材

山药
补脾固肾
止遗尿

核桃
温肾
止遗尿

韭菜籽
补肾止遗
健脾暖胃

营养搭档

核桃 + **蜂蜜**
补脾肾，止遗尿

猪肚 + **桂圆**
温阳补肾，改善尿频

首选温肾健脾的食物

尿床又被称为遗尿，指的是5岁以上的孩子在睡眠中无法控制小便而自行排尿的一种病症。中医认为，孩子遗尿多是因为先天肾气不足、后天脾胃虚弱。

经常尿床的小孩宜养护脾肾，平时要忌吃多盐、多糖和生冷的食物。多盐、多糖食物都可引起多饮多尿，生冷食物可削弱脾胃功能，对肾无益，要忌吃。

推荐食疗方

韭菜籽饼

取10~15克韭菜籽，用擀面杖碾细碎，与面粉和在一起烙饼，当点心给孩子吃，每天吃1个即可。韭菜籽有温肾止遗的功效，对于肾气不固引起的遗尿效果佳。

益智仁炖牛肉

益智仁10克，牛肉250克，盐、酱油各适量。食材洗净，同时放入炖锅，加适量清水，隔水炖煮至牛肉熟烂，调味即可食用。此方可暖肾缩尿，补脾胃。

焦核桃蜂蜜 `1岁以上`

材料 核桃肉 100 克，蜂蜜 10 克。

做法

1 将核桃肉清理干净，放入锅内干炒。

2 待核桃肉发焦时，淋上蜂蜜，即可盛出。

用法 可作为零食给孩子吃，但不要多吃，一天 1~2 个即可。

营养功效 具有滋阴润肺、补脾肾的功效，可以调理孩子脾肾不足引起的尿床。

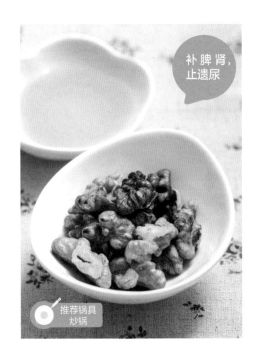

补脾肾，止遗尿

推荐锅具
炒锅

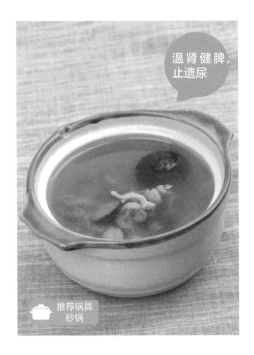

温肾健脾，止遗尿

推荐锅具
砂锅

四味猪肚汤 `1岁以上`

材料 猪肚 200 克，莲子 10 克，桂圆肉 6 克，淮山 12 克，红枣 1 颗。

调料 盐 1 克。

做法

1 莲子、桂圆肉、淮山、红枣用水洗净；猪肚洗净，焯水，切丝。

2 将所有食材都放入砂锅中，倒入沸水至满，盖严盖子，焖烧至猪肚熟烂，加入盐搅拌一下即可食用。

用法 佐餐食用。

营养功效 温脾补肾，调理小儿遗尿。

专题 2

孩子脾虚、生长迟缓怎么办
——不同证型食养方案

脾胃气虚证

主要表现 乏力，食欲不振，食后易腹胀，头晕，易困倦，精神不振，面色萎黄，舌淡，舌苔白。

推荐食材 茯苓、山药、莲子、芡实、薏米、红枣、白扁豆、枸杞子。

------------------------ 甄选食谱 ------------------------

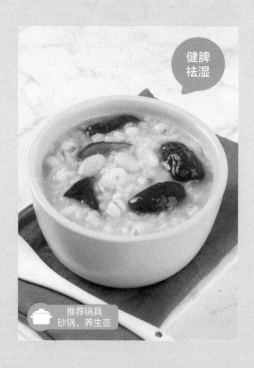

健脾
祛湿

推荐锅具
砂锅、养生壶

白扁豆薏米红枣粥 1岁以上

材料 白扁豆、莲子各 10 克，薏米 50 克，红枣 20 克，陈皮 3 片，大米 30 克。

做法

1 白扁豆、莲子、薏米淘洗干净，用水浸泡 4 小时；大米淘洗干净，用水浸泡 30 分钟；红枣洗净，去核。

2 锅内加适量清水烧开，将除陈皮外的所有材料放入，大火煮开后转小火。

3 煮 50 分钟后放入陈皮，继续煮 10 分钟，熬至粥浓稠即可。

脾虚肺虚证

主要表现　面色苍白，手足不温，食少，大便不成形，短气，易出汗，易感冒，舌淡，舌苔白。

推荐食材　山药、大枣、生姜、黄精。

―――――――――― 甄选食谱 ――――――――――

山药黄芪牛肉汤 `1岁以上`

材料　牛肉100克，山药200克，芡实10克，黄芪、桂圆肉、枸杞子各5克。

调料　葱段、姜片、盐、料酒各3克。

做法

1　牛肉洗净，切块，焯去血水，捞出沥干；山药洗净，去皮，切块；黄芪洗净，切片；芡实、桂圆肉分别淘洗干净。

2　汤锅中放入适量清水，放入牛肉块、芡实、山药块、黄芪片、葱段、姜片，淋入料酒，大火煮沸后转小火慢煲2小时，放入桂圆肉、枸杞子，小火慢煲30分钟，加盐调味即可。

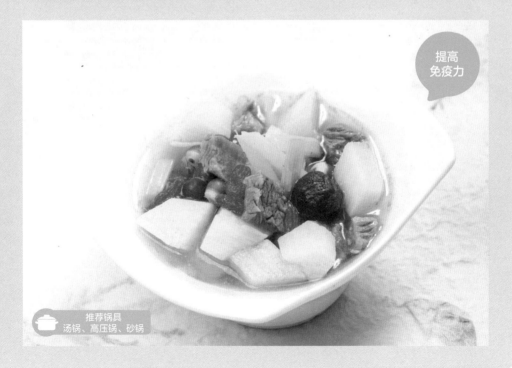

提高免疫力

推荐锅具
汤锅、高压锅、砂锅

脾虚湿困证

主要表现 食少，胃部胀满不适，大便不成形，嘴里发黏，身体沉重，懒言少动，舌淡红，舌苔厚。

推荐食材 薏米、茯苓、陈皮、白扁豆。

甄选食谱

生姜陈皮粥 `1岁以上`

材料 大米50克，生姜、陈皮各适量。

做法

1 陈皮、生姜洗净，切丝；大米淘洗干净。

2 将三者一起放入锅中，加水，大火煮开，转小火慢煮成粥即可。

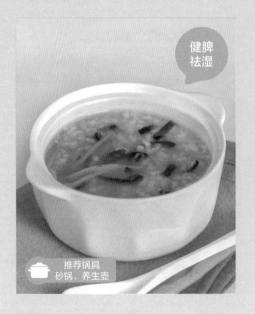

健脾祛湿

推荐锅具
砂锅、养生壶

脾胃阴虚证

主要表现 唇燥口干，易口渴，嘴里感觉没滋味，食欲差，饭量逐渐减少，大便干不容易排出，舌红，舌苔少。

推荐食材 百合、山药、黄精。

甄选食谱

西芹百合 `1岁以上`

材料 西芹100克，鲜百合20克。

调料 蒜末、盐各2克，植物油适量。

做法

1 西芹择去叶，洗净，切片；鲜百合洗净，掰瓣。

2 将西芹和百合分别焯烫一下捞出。

3 锅内倒油烧热，下蒜末爆香，倒入芹菜和百合炒熟，加盐调味即可。

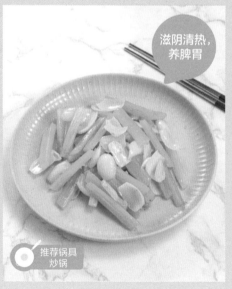

滋阴清热，
养脾胃

推荐锅具
炒锅

脾胃虚寒证

主要表现　胃部经常感觉凉、有痛感，吃寒凉东西后更加明显，腹胀，呕吐，食少，大便不成形，或经常拉肚子，乏力，易出现身体消瘦，舌淡，舌苔白。

推荐食材　薏米、茯苓、陈皮、白扁豆。

甄选食谱

丁香炖母鸡 1岁以上

材料　丁香、肉桂各10克，母鸡1只。

调料　生姜、葱白、白胡椒、盐各适量。

做法

1 母鸡处理干净，生姜拍破，葱白切段。

2 将姜末、葱段与母鸡、丁香、白胡椒、肉桂一起放进锅中，加适量清水。

3 大火煮沸后，用小火煨煮，煮至鸡肉将熟的时候，加盐调味即可。

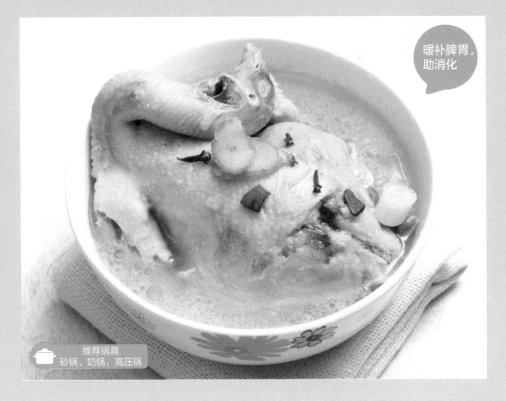

暖补脾胃，助消化

推荐锅具
砂锅、奶锅、高压锅

肾阳虚证

主要表现 身材瘦小，体寒，怕冷，手脚凉，夜尿频多，白天易没有精神，后背感觉凉，大便稀或经常拉肚子，舌淡，舌苔薄白。

推荐食材 益智仁、刀豆。

甄选食谱

益智仁糯米粥 1岁以上

材料 益智仁5克，糯米50克。

调料 盐、红糖各少许。

做法

1 首先将益智仁研成细末。

2 用糯米煮粥；粥煮好后调入益智仁末，再加上少许盐和红糖，稍煮片刻即可。

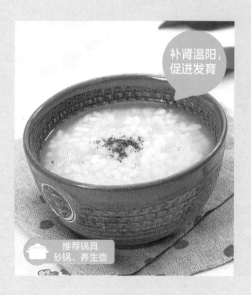

补肾温阳，促进发育

推荐锅具
砂锅、养生壶

肾阴虚证

主要表现 身材瘦小，易疲乏无力，耳鸣，易口舌干燥，咽干，手足心热，午后潮热，舌红，舌苔少。

推荐食材 桑葚、枸杞子、黄精、黑芝麻、山药。

甄选食谱

桑葚红枣粥 1岁以上

材料 桑葚40克，大米50克，枸杞子5克，红枣2颗。

做法

1 枸杞子、桑葚洗净；红枣洗净，去核；大米淘洗干净，浸泡30分钟。

2 锅内加适量清水烧开，加入大米和红枣，大火煮开后转小火。

3 煮30分钟，加入枸杞子、桑葚继续煮5分钟即可。

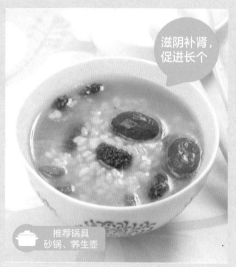

滋阴补肾，促进长个

推荐锅具
砂锅、养生壶

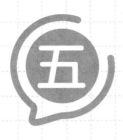

脾肺肾同养，孩子常见病对症食疗方

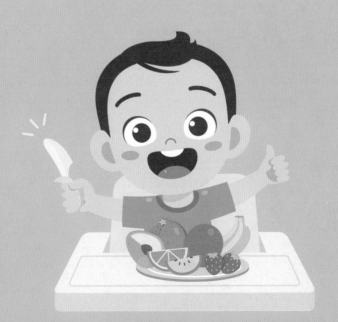

积食

脾胃虚弱是病根

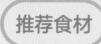
推荐食材

山药
强健脾胃

山楂
开胃消食
化滞消积

鸡内金
消食积
促消化

麦芽
健脾开胃
消食化积

这些问题家长最关心

摄入西式快餐，会不会导致孩子积食？

近些年，西式快餐已经成为孩子们的时尚食品。为了满足孩子吃西式快餐的愿望，家长带着孩子频频光顾西式快餐厅。西式快餐厅里挤满了孩子，而且越来越低龄化。其实，孩子酷爱的西式快餐，营养结构并不均衡，且容易引起积食等问题。

合理喂养，让孩子远离积食

通常来讲，孩子出现了这些症状，就意味着积食：①口有异味。②大便比较臭。③大便次数增多，每次黏腻不爽。④舌苔变厚。⑤嘴唇突然变得很红。⑥手心、脚心发热。⑦食欲不振。⑧晚上睡觉不踏实。⑨感冒后容易咽喉肿痛。⑩饭后肚子胀痛、腹泻。

所以，为防止孩子积食，家长喂养孩子要掌握好尺度，不要让孩子饮食过量。

推荐食疗方

山楂陈皮大麦汤

山楂、大麦各 8 克，和 6 克陈皮用水煮开后，用小火再熬 20 分钟即可。饭后半小时服用。3 岁以内的孩子，一次喝小半碗；3 岁以上的孩子，一次喝半碗；6 岁以上的孩子，一次可以喝大半碗或者一碗。

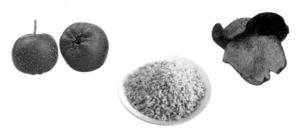

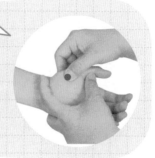

小儿推拿作用大

揉板门

用拇指端揉孩子板门穴 50～100 次，可以健脾和胃、消食化滞。

山药蓝莓粥 1岁以上

材料 大米、糯米各 50 克，山药 60
克，蓝莓 20 克。

调料 冰糖适量。

做法

1 大米、糯米淘洗干净，浸泡 30 分
钟；山药洗净，去皮，切块；蓝莓
洗净。

2 锅内放适量清水，放入大米和糯米
大火煮沸，小火熬煮成粥，加山药
块、蓝莓熬煮 5 分钟，放冰糖煮化
即可。

用法 早餐或晚餐服用。

 营养功效 健脾益胃，提振食欲，促进
消化。

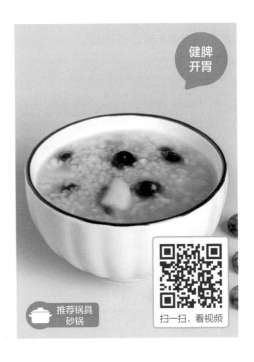

健脾开胃

推荐锅具
砂锅

扫一扫，看视频

白萝卜蜂蜜水 1岁以上

材料 白萝卜 100 克，姜片 10 克。

调料 蜂蜜适量。

做法

1 白萝卜洗净，去皮切片。

2 锅中放入白萝卜片、姜片，加水，
大火煮沸，转小火煮约 30 分钟。

3 放入姜片，加蜂蜜调味，趁热给孩
子饮用即可。

用法 每天饮用 1~2 次。

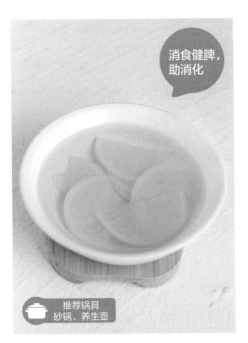

消食健脾，助消化

推荐锅具
砂锅、养生壶

 营养功效 健脾胃、消积食，促进消化。

山楂糕 10个月以上

材料 山楂500克。

调料 白糖、桂花各适量。

做法

1 山楂洗净，切开，去籽。

2 锅中放水烧开，放入山楂，大火煮至山楂变软，然后继续煮，一边煮一边用勺子不断搅拌，汤汁略显黏稠时放入白糖，继续搅拌至山楂成膏状。

3 盛出放在大碗中，等到稍微凉一些，迅速扣入模具中，脱模即可成型，撒上桂花即可。

用法 可以每天餐后给孩子吃一些。

 营养功效 开胃消食，化食积。

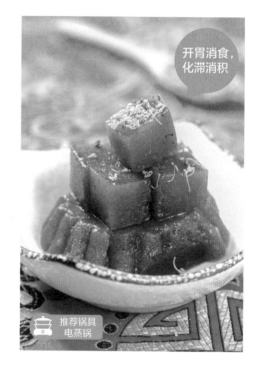

开胃消食，化滞消积

推荐锅具 电蒸锅

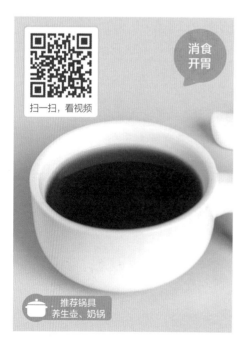

扫一扫，看视频

消食开胃

推荐锅具 养生壶、奶锅

谷芽麦芽水 8个月以上

材料 谷芽、麦芽各10克。

做法

1 把这两种药材放入锅里，倒入3~4杯水。

2 大火煮沸后，改用小火煎煮15分钟即可。

用法 大约煎煮出2杯药汁，把药汁过滤干净，晾温就可以饮用了。每天饮用1~2次。

 营养功效 健脾开胃，疏肝解郁。

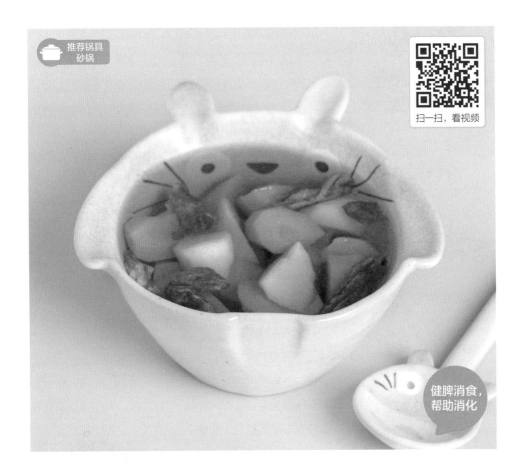

推荐锅具
砂锅

扫一扫，看视频

健脾消食，
帮助消化

胡萝卜怀山药鸡内金汤 1岁以上

材料 胡萝卜100克，怀山药20克，鸡内金5克。

调料 红糖少许。

做法

1 胡萝卜洗净，去皮，切小块；怀山药洗净，去皮，切小块。

2 锅中加适量清水，放入鸡内金煮开，转小火煮15~20分钟，再放入胡萝卜块、山药块大火煮沸，改小火煮熟，加红糖调味，饮汤。

用法 早或晚佐餐食用。

 营养功效 可健脾胃、助消化，用于脾胃气虚所致的积食、消化不良等。

 美味秘诀 在发酵馒头等主食时，有时会添加碱，这在无形中增加了钠的摄入量，应改用酵母来制作。

发热

脾胃积滞、
正气不足所致

推荐食材

芦根
解热止渴
和胃止呕

丝瓜
清凉解毒

鸭梨
养阴生津
润肺止咳

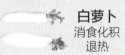

白萝卜
消食化积
退热

这些问题家长最关心

孩子发热初期有哪些容易被家长忽略的小征兆？

怕冷是发热前期的一种表现，测量体温时可能还不到 38 摄氏度，但此时孩子会出现皮肤苍白、手脚发凉、无汗、畏寒、肌肉酸痛、无力等症状。

孩子发热时，要分清情况处理

孩子脾胃虚弱，加上家长喂养不当，很容易出现积食，再遇到外界邪气的侵扰，孩子就很容易出现发热。发热，通常有外感和内伤两种原因引起，调理方法也有区别。

发热类型	症状表现	处理方法
外感发热	感冒、扁桃体炎、支气管炎、肺炎等	退热药、抗生素和激素等
内伤发热	积食、头晕乏力、烦躁、盗汗等	吃开胃消食的食物，饮食上要清淡，物理降温等

推荐食疗方

香菜根熬水

香菜根 100 克洗净，放入砂锅中，加入 500 毫升清水后将砂锅放在火上熬水。待水熬到原来的 1/3 左右时，除去香菜根，然后把熬成的水给孩子服用，可以促进发汗，调理外感发热。

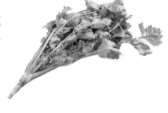

小儿推拿作用大

清天河水

用食、中二指指腹自腕向肘直推天河水（前臂正中，自腕至肘成一直线）100 次，可以清热解表、泻火除烦。

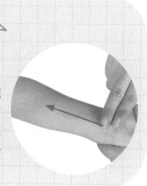

芦根粥 `7个月以上`

材料 芦根 15 克，大米 35 克。

做法

1 芦根洗净，放入锅中，加适量清水煮，取汁待用；大米淘洗干净。

2 锅中加适量清水，倒入大米，熬粥至八成熟时，倒入药汁至粥熟烂即可。

用法 适合外感风热的孩子食用，每日 2~3 次。

营养功效 和胃清热，适用于高热引起的口渴心烦、胃热呕吐等。

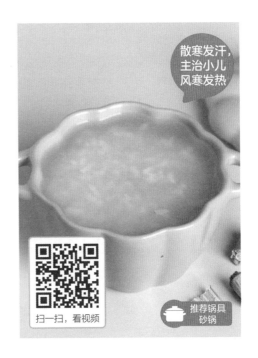
散寒发汗，主治小儿风寒发热

扫一扫，看视频

推荐锅具 砂锅

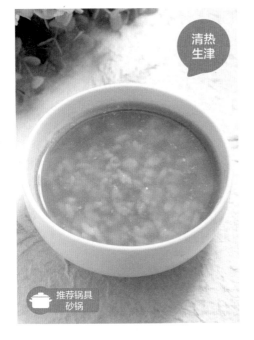
清热生津

推荐锅具 砂锅

丝瓜甘蔗汁粥 `10个月以上`

材料 丝瓜、甘蔗各 100 克，大米 50 克。

做法

1 丝瓜洗净，去皮，切碎，榨汁；甘蔗去皮，榨汁，过滤渣滓；两汁混合。

2 将丝瓜汁、甘蔗汁倒入锅中，加入适量清水，同大米一起煮粥。

用法 温热服用。

营养功效 清热生津、消肿止痛，适用于风热发热引起的咽喉疼痛、扁桃体发炎等。

生姜梨水 1岁以上

材料 雪花梨1个（大约350克），
生姜20克。

做法

1 雪花梨洗净，切片；生姜洗净，切
小块。

2 雪花梨片、生姜块放入锅中，加入
适量清水，小火煮15~20分钟
即可。

用法 温热服用。

营养功效 风寒发热的孩子可用此饮品
发汗解表。

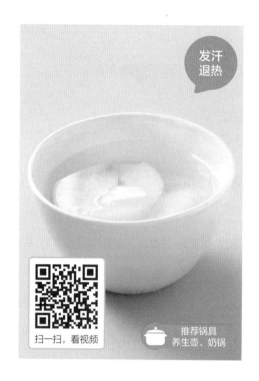

发汗
退热

扫一扫，看视频

推荐锅具
养生壶、奶锅

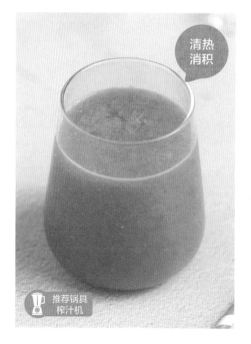

清热
消积

推荐锅具
榨汁机

西瓜汁 1岁以上

材料 西瓜500克。

做法

1 取西瓜瓤，去子，切块。

2 将西瓜块放入榨汁机中榨汁即可。

用法 午后饮用。

营养功效 西瓜可以清热健脾、生津止
渴，可以调理孩子夏季因积
食引起的发热。

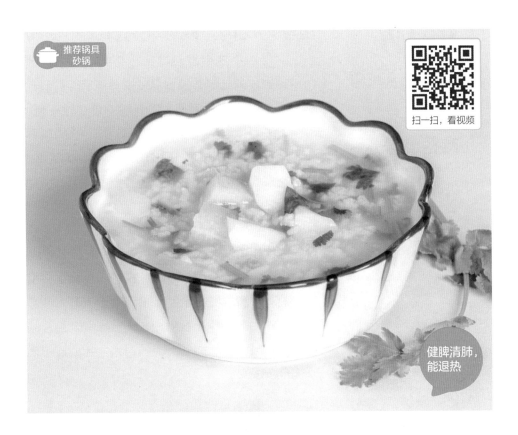

推荐锅具
砂锅

扫一扫，看视频

健脾清肺，
能退热

白萝卜山药粥 1岁以上

材料 白萝卜70克，大米100克，山药50克。

调料 盐2克，香菜末适量。

做法

1 白萝卜洗净，切块；山药去皮，洗净，切小丁；大米淘洗干净，用水浸泡 30分钟。

2 锅内加适量清水，加入大米，大火煮开后转小火煮20分钟，加白萝卜块和 山药丁，继续煮15分钟，加盐调味，撒上香菜末即可。

用法 早晨或晚间服用。

营养功效 可以健脾胃，清肺，辅助 调理孩子积食发热。

美味秘诀 加入适量香油，口感更好。

便秘

脾虚胃热

推荐食材

菠菜
滋阴润燥
舒肝养血

香蕉
益胃生津
滑肠通便

红薯
促进胃肠蠕动
软化大便

圆白菜
富含膳食纤维
缓解便秘

这些问题家长最关心

孩子吃了不少蔬菜、水果，也不喜欢吃零食，怎么还会便秘呢？

这主要是因为孩子脾虚，运化功能失常，没力气推动肠道运行，就会导致粪便在体内停留，无法正常排出体外。

夏季巧吃肉，既补充营养又不便秘

许多孩子不爱吃蔬菜，就爱吃肉，还有的孩子喜欢吃薯片等香燥食品，这样会导致胃肠积热，肠热就会吸收粪便中的水分，使粪便干结，不容易排出，发生便秘。夏天吃肉，吃的量要少，制作要精细，可切成肉末、肉丝、肉片等，既补充营养又不容易便秘。

推荐食疗方

内饮槐菊饮

槐米 10 克，菊花 10 克，槐花蜜适量。将槐米、菊花用清水洗去浮尘，加 500 毫升开水冲泡即可。饮用时加槐花蜜少许，一日数次，当茶频饮。此方可以清热通便、疏风泻火，味道甘甜易于被孩子接受。

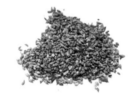
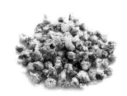

小儿推拿作用大

清脾经

用拇指指腹从孩子拇指根向指尖方向直推脾经100次，可以清脾胃之火、通便。

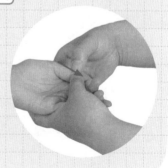

菠菜蛋黄粥 6个月以上

材料 大米 50 克，菠菜 20 克，鸡蛋 1 个。

做法

1 大米淘洗干净，加适量清水煮成白米粥。

2 菠菜洗净，焯水后切末，放入白粥锅内稍煮。

3 鸡蛋煮熟，取出蛋黄，用勺子碾成碎末，将蛋黄末倒入白米粥中，拌匀即可。

用法 早餐或晚餐食用。

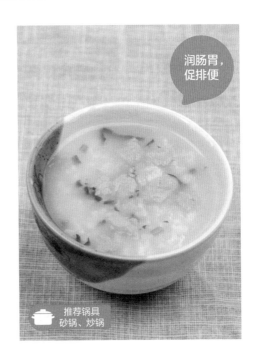

润肠胃，促排便

推荐锅具
砂锅、炒锅

营养功效 菠菜可以健脾胃，排肠毒；蛋黄可促进消化，可缓解便秘。

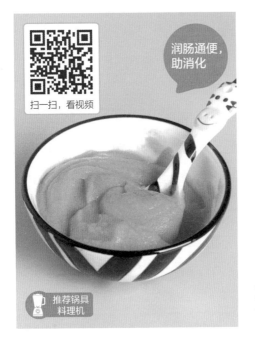

扫一扫，看视频

润肠通便，助消化

推荐锅具
料理机

红薯苹果泥 6个月以上

材料 红薯、苹果各 100 克。

做法

1 将红薯洗净，去皮，切片；苹果洗净，去皮，切片。

2 蒸锅内放清水，将切好的红薯片放入蒸屉中；起锅烧水，将红薯蒸 15 分钟，至熟。

3 将苹果片和蒸熟的红薯一起放入料理机中，倒入 60 毫升的温开水，一起搅打成泥。

用法 当零食食用。

营养功效 富含膳食纤维，可以促进胃肠蠕动，预防和缓解便秘。

香蕉船 `1岁以上`

材料　香蕉 150 克，猕猴桃 80 克，
　　　　小番茄 60 克，葡萄 50 克，
　　　　酸奶 30 毫升。

做法

1 葡萄和小番茄分别洗净，切小块；
　葡萄洗净，去籽。

2 猕猴桃去皮，切小块；香蕉去皮后
　对半切开，摆入盘中。

3 在两半香蕉中间放入切好的水果，
　淋上酸奶即可。

用法　早餐食用。

营养功效　促进肠胃消化，排出毒素，缓解便干、便秘。

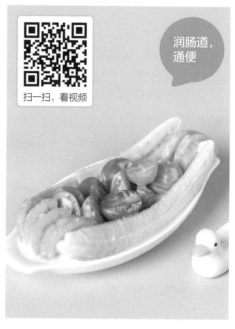
润肠道，
通便

扫一扫，看视频

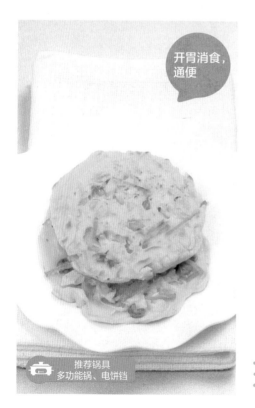
开胃消食，
通便

推荐锅具
多功能锅、电饼铛

蔬菜饼 `1.5岁以上`

材料　圆白菜、胡萝卜各 30 克，豌
　　　　豆粒 20 克，面粉 50 克，鸡
　　　　蛋 1 个。

调料　盐 1 克，葱花、植物油各适量。

做法

1 圆白菜、胡萝卜分别洗净，切细
　丝，与豌豆粒一起放入沸水中焯烫
　一下，捞出沥干；鸡蛋打散。

2 面粉、鸡蛋液、圆白菜丝、胡萝卜丝、
　豌豆粒、葱花、盐和适量清水和匀
　成面糊。

3 煎锅放油烧热，倒入适量面糊煎至
　两面金黄色即可。

用法　佐餐食用。

营养功效　富含膳食纤维，可以促进肠胃蠕动，缓解便秘。

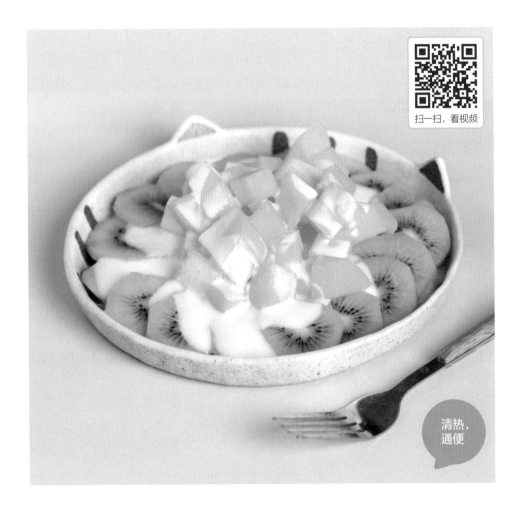

扫一扫，看视频

清热，
通便

酸奶猕猴桃沙拉 2岁以上

材料 猕猴桃 200 克，芒果 100 克，原味酸奶 100 毫升。

做法

1 猕猴桃去皮，切片；芒果去皮除核，切丁备用。

2 猕猴桃片摆盘，中间放芒果丁，最后浇上酸奶即可。

用法 午餐食用。

 营养功效　猕猴桃有清热生津的功效，芒果可以润肠通便。

 美味秘诀　猕猴桃最好选用刚成熟的，稍微有点硬才好处理，否则太成熟的很软、不好操作。

腹痛

脾胃受凉惹的麻烦

推荐食材

红枣
补中益气
养血安神

生姜
活血祛寒
健胃止呕

羊肉
补脾暖胃
调理脾虚腹痛

白萝卜
理气消食

这些问题家长最关心

如何辨别孩子是否因为受寒引起的腹痛？

孩子受寒之后会出现一些症状，此时家长可以用手摸摸孩子的腹部，孩子腹部冰凉就说明有受凉的可能。孩子出现腹痛、腹泻等症状，就可能是由于肚子受寒导致的肠胃不舒服。

做好腹部保暖，改善孩子肚子痛

孩子腹痛可能是由脾胃虚寒、肠道功能受损引起的。当孩子因受凉引起腹痛时，可以用暖水袋敷一下，肚子暖和过来，疼痛就会缓解。

家长平时要注意防寒保暖，防止孩子受凉，尤其是季节变换时要及时添加衣物。保护好孩子的腹部，可以防止和改善因脾胃不好引起的腹痛。

推荐食疗方

玫瑰花茶

玫瑰花 10 克，放入茶壶中，加沸水浸泡 5 分钟即可。此茶可以缓解孩子因气滞血瘀导致的腹痛。

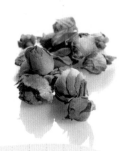

小儿推拿作用大

按揉足三里

用拇指指端按揉孩子足三里穴（外膝眼下 3 寸，胫骨旁 1 寸）30~50 次，两侧可以同时进行。此推拿方可以健脾和胃、调中理气，主治孩子腹痛、腹胀、打嗝。

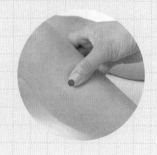

红枣姜糖水 1岁以上

材料 生姜5克，红糖15克，红枣4颗。

做法

1 生姜洗净，切片；红枣洗净，在表面用刀划2下。

2 锅中加2碗清水，烧开后放入姜片、红枣和红糖。

3 大火煮开后改为小火，煮15~20分钟即可。

用法 趁热服用。

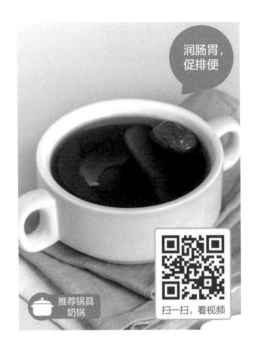

润肠胃，促排便

推荐锅具
奶锅

扫一扫，看视频

营养功效 红枣、生姜、红糖都是温性食材，有滋阴补阳的功效，可调理脾胃虚寒引起的腹痛、腹泻。

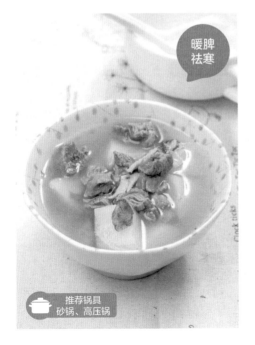

暖脾祛寒

推荐锅具
砂锅、高压锅

当归羊肉汤 3岁以上

材料 羊肉500克，白萝卜200克，当归片10克。

调料 姜片、盐、料酒各适量。

做法

1 白萝卜洗净，切块；羊肉剁成小块，洗净。

2 羊肉入沸水中焯一下，约30分钟之后捞出，用清水洗净。

3 锅中倒入适量清水，放入羊肉块、白萝卜块、当归片、姜片、料酒，大火煮开，改小火炖到肉熟烂，加盐调味即可。

用法 佐餐食用。

腹泻

多是脾虚伤食引起

推荐食材

苹果
益脾止泻

糯米
温阳
暖脾胃

红糖
暖腹祛寒
止泻

陈皮
健脾燥湿
降逆止呕

这些问题家长最关心

腹泻时，究竟要不要给孩子进补？

不要盲目给孩子进补，如果孩子本来身体就不适，盲目给孩子进补反而对脾胃更不好，加重病情。

注意区分风寒泻与湿热泻

孩子的脾胃还没有发育完全，无论是感受风寒，还是感受湿热，邪毒都会侵犯脾胃，如果孩子本身脾胃就比较虚弱，就很容易使运化失常，导致腹泻。

腹泻类型	症状表现	饮食选择
风寒泻	大便清稀、有泡沫或呈绿色，有的孩子还会有发热症状	生姜、红糖、红枣等
湿热泻	泄下急迫、大便臭、少数会有黏液便、肛门周围有红肿、食欲缺乏、唇干，有时会有发热的症状	粳米、山楂、马齿苋等

推荐小验方

干姜炒面粉

将50克面粉放在炒锅里炒黄炒焦，再将10克干姜粉混到一起炒一下。将炒好的粉，用一块棉布包上，敷在孩子肚脐上，敷2小时，一般能止泻（注意不要烫伤孩子）。此方法可以调理孩子因为受凉或者脾胃虚弱引起的腹泻。

小儿推拿作用大

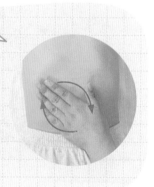

摩腹

家长以右手除拇指外的其余四指逆时针推拿孩子腹部3分钟，能有效控制孩子腹泻。

甄选食谱

石榴皮红糖水 `10个月以上`

材料 石榴皮 2~3 克，红糖 3 克。

做法

1 将石榴皮、红糖放入锅中，加大约 200 毫升的清水。

2 用小火煮开 3 分钟即可。

用法 稍晾凉后给孩子喝，过 5 小时后再把剩下的喝完。

温脾暖胃，止寒泻。

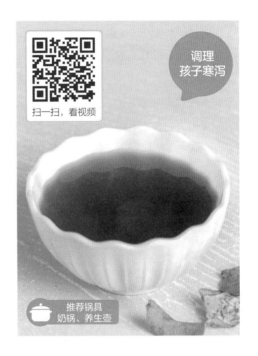

调理孩子寒泻

扫一扫，看视频

推荐锅具
奶锅、养生壶

焦米煮粥 `10个月以上`

材料 大米或糯米 50 克。

做法

1 把大米或糯米放到锅里用小火炒至米粒稍微焦黄。

2 然后用炒米加清水煮粥。

用法 温热服用。

适用于因脾胃虚寒而导致的腹泻。

用炒米煮粥，不加糖，止泻效果更加显著。

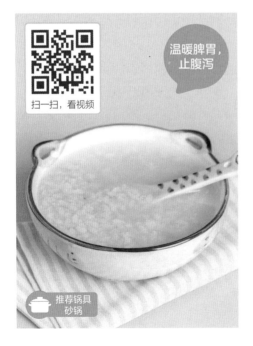

温暖脾胃，止腹泻

扫一扫，看视频

推荐锅具
砂锅

感冒

脾胃虚弱导致免疫力低

推荐食材

风寒感冒宜选食材

生姜
散寒发汗
解表祛风

红糖
散寒发汗
调节体温

风热感冒宜选食材

荸荠
清热化痰
止咳

莲藕
清热凉血
治感冒

这些问题家长最关心

夏天孩子吹空调，如何预防感冒？

在进入空调房前，先让孩子缓一缓，将身上的汗发散一下再进入。这样可防止湿气过多进入孩子的身体，能够有效预防感冒。

分清楚是风寒感冒还是风热感冒

中医称"四季脾旺不受邪"，孩子脾虚了就很难滋养肺脏，就容易感冒。补肺首先要健脾，这样才能很好地调理感冒。感冒的改善，首先要辨清类型，再对症调理。

感冒类型	症状表现	推荐用药
风寒感冒	发热又怕冷、无汗、鼻塞、流清涕、口不渴、咽不红	小儿至宝丸（请遵医嘱使用）
风热感冒	发热，微微有汗，并伴有头痛、鼻塞、流黄涕、打喷嚏、咳嗽声重、咽喉肿痛、口干唇红	小儿感冒颗粒（请遵医嘱使用）

推荐食疗方

桂枝汤

取桂枝、芍药、生姜各5克，炙甘草3克，红枣3颗，分别洗净。将所有药材放入锅中，加3小碗清水，大火煮沸后，用小火慢煮至半碗水的量，即可饮用。此方源自张仲景的《伤寒论》，可解表散寒、发汗，调理风寒感冒，适宜3岁以上孩子。

小儿推拿作用大

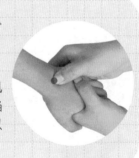

揉一窝风

用拇指端按揉一窝风（手背腕横纹正中凹陷处）100~300次，可以祛风散邪寒，防治感冒。

---- **甄选食谱** ----

蒜汁白糖饮 8个月以上

材料 蒜泥 50 克，白糖适量。

做法

1 蒜泥用凉开水泡一夜。

2 将泡好的水去渣，加入白糖搅匀即可。

用法 当茶饮用。

营养功效 调理孩子风寒引起的感冒、头痛、浑身乏力及发热症状。

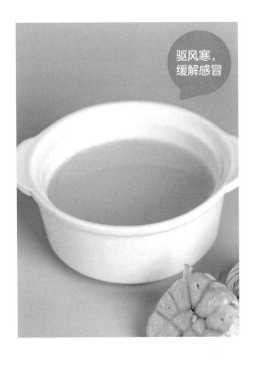

驱风寒，缓解感冒

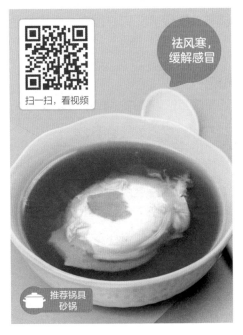

祛风寒，缓解感冒

扫一扫，看视频

推荐锅具 砂锅

红糖姜汁蛋包汤 1岁以上

材料 红糖 30 克，鸡蛋 1 个。

调料 老姜 5 克。

做法

1 老姜洗净，切厚片。

2 锅中加适量水，放入姜片，用小火煮 10 分钟。

3 在姜水中磕入鸡蛋做成荷包蛋，煮至鸡蛋浮起，加入红糖搅匀即可。

用法 早晨或晚间服用。

营养功效 红糖可以散寒暖体；生姜有补中散寒的功效。二者合用，能补气养血、温经活血，有效调理感冒。

川贝冰糖炖雪梨 `1岁以上`

材料 雪梨1个，川贝5克。

调料 冰糖3克。

做法

1 将雪梨洗净，从顶部切下梨盖，再用勺子将梨心挖掉，中间放入川贝和冰糖，加适量清水。

2 用刚切好的梨盖将梨盖好，拿1根牙签从上往下固定住。

3 将梨放在杯子或大碗里，上锅隔水炖30分钟左右，直至整个梨成透明状即可。

用法 每天吃1次，连吃3天。

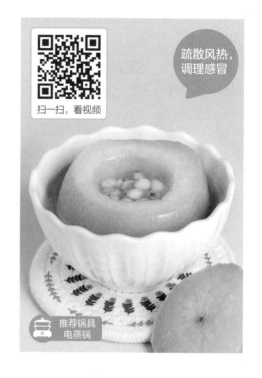

扫一扫，看视频

疏散风热，调理感冒

推荐锅具
电蒸锅

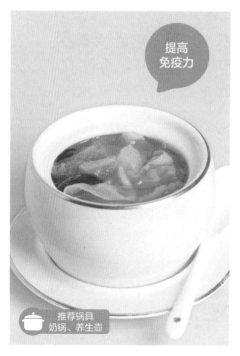

提高
免疫力

推荐锅具
奶锅、养生壶

银耳梨枣水 `1岁以上`

材料 雪梨100克，红枣、干银耳各10克，木瓜20克，甜杏仁3克。

做法

1 干银耳泡发洗净，撕碎；雪梨洗净，去核，切块；红枣洗净，去核；木瓜洗净，切块；甜杏仁洗净。

2 锅里放水烧开，放入全部材料，大火煮沸后转中火熬30分钟即可。

用法 喝水，吃银耳、雪梨、木瓜。

营养
功效

雪梨、银耳有润阴润肺的功效，木瓜可温补脾肺，红枣可补气养血，甜杏仁止咳化痰。一起煮水服用，可提高孩子的免疫力。

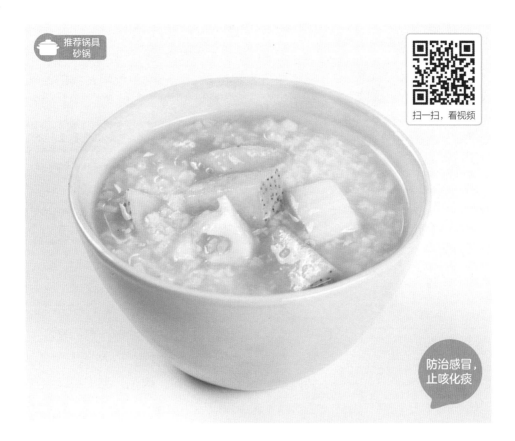

推荐锅具
砂锅

扫一扫，看视频

防治感冒，
止咳化痰

甜藕雪梨粥 1岁以上

材料 莲藕、雪梨各 100 克，糯米 60 克。

材料 冰糖 5 克。

做法

1 将莲藕去皮，洗净，切小块；糯米淘洗干净后用水浸泡 1 小时；雪梨洗净，切小块。

2 锅内加适量清水烧开，加糯米、莲藕块、雪梨块，大火煮开后转小火煮 40 分钟，加冰糖煮 5 分钟，至冰糖化开即可。

用法 温热服用。

营养功效 健脾胃，增强免疫力，止咳化痰，防感冒。

美味秘诀 长时间炖煮莲藕，最好选用陶瓷或不锈钢的器皿，避免用铁锅、铝锅，也尽量不用铁刀切莲藕，以减少氧化。

咳嗽

脾虚失健，肺卫不固

推荐食材

银耳
润肺化痰

白萝卜
清热化痰

雪梨
润肺止咳

这些问题家长最关心

孩子咳嗽但不会吐痰，怎么办？

可以给孩子拍背帮助排痰。具体方法是：在孩子剧烈咳嗽时，或是进食2小时后，让孩子横向俯卧在家长大腿上，空心掌，用手腕的力量由下往上、从外到内给孩子拍背。力度要适中，能感觉到孩子背部有震动就可以了。

咳嗽不同阶段如何应对

如果孩子平时体质较差，脾肺虚弱，就比别的孩子更容易出现咳嗽，而且咳嗽持续的时间更长。

咳嗽类型	症状表现	处理方法
风寒咳嗽	流清水样鼻涕，痰是白的	散寒宣肺，如生姜红糖水
风热咳嗽	咽喉红肿疼痛，痰黄量多，口干等	清热、止咳、化痰，如金银花薄荷饮

推荐食疗方

花椒炖梨

雪梨1个，花椒20粒，冰糖适量。雪梨洗净，去核，切小块，放入花椒、2杯水、冰糖2块同煮，煮10分钟即可。喝汤，每天早晚餐后各饮用1次，可以温中散寒，润燥止咳，适合调理久咳。

小儿推拿作用大

补肺经

用拇指指腹从孩子无名指指尖向指根方向直推肺经（无名指掌面指尖到指根成一直线）300次，可补肺益气，止咳。

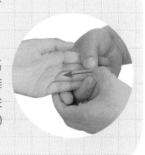

火龙果银耳雪梨羹 (1岁以上)

材料　火龙果、雪梨各 200 克，干银耳 5 克。

调料　冰糖适量。

做法

1 干银耳用温水泡发，择洗干净，撕成小朵；雪梨洗净，去皮及核，切块；将火龙果从中间分开，取出果肉，切块。

2 锅内倒入适量清水，放入银耳、冰糖，大火煮沸后转小火慢炖 1 小时，放入火龙果块、雪梨块，熬煮至黏稠后关火即可。

用法　此羹一定要趁热服用。

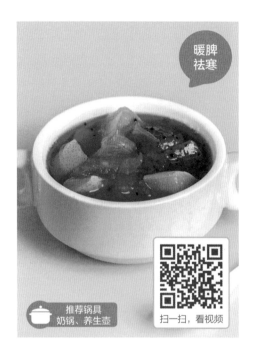

暖脾祛寒

推荐锅具
奶锅、养生壶

扫一扫，看视频

健脾肺，顺气化痰

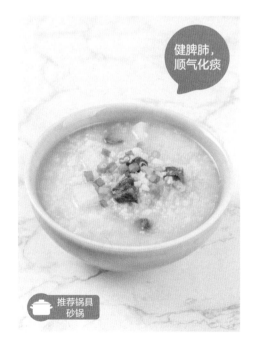

推荐锅具
砂锅

白萝卜牛肉粥 (3岁以上)

材料　牛肉、大米、小米、白萝卜各 50 克。

调料　盐、料酒各 3 克，葱花、姜末各适量。

做法

1 大米、小米淘洗干净，浸泡 30 分钟；牛肉洗净，切小块，放入姜末、葱花、料酒，冷水浸片刻取出；白萝卜去皮，洗净，切块。

2 锅内加入适量清水烧开，放牛肉块、小米和大米，大火煮开后转小火煮 20 分钟，加入白萝卜块，继续煮 20 分钟，加入葱花、盐调味即可。

用法　温热服用。

肺炎

脾虚肺就弱

推荐食材

山药
健脾补肺

百合
清肺止咳

川贝
润肺止咳

雪梨
润肺清热

这些问题家长最关心

给孩子饮水，能够有效预防肺炎吗？

给孩子适当饮水，可以有效预防肺炎。如1岁的孩子，体重约10千克，每天吃奶、吃粥、饮水等在800~1000毫升（大约5杯），就可以满足孩子一天对水分的需求。

养好脾和肺，远离小儿肺炎的困扰

肺炎多见于3岁以下的孩子，且一年四季都可发病。孩子容易患肺炎，大多是脾肺虚弱引起的。脾是气血生化之源，脾气强健，营养吸收就好，免疫力就强；孩子的肺很娇嫩，容易被燥邪、寒邪侵袭，补好肺，邪气就不容易侵入。脾的功能健壮，肺能得到滋养，肺气充足，抵抗力就强。保护好脾胃，也是对肺炎的有效防护。

推荐食疗方

鲜藕茅根水

鲜藕200克，鲜茅根150克。将鲜藕和鲜茅根洗净后切碎，加清水煮10分钟左右即可。每日服用4~5次。此方可以清热止咳，调理咳嗽咯血、热病口渴等症。

小儿推拿作用大

清肺经

用拇指指腹从孩子无名指指根部向指尖方向直推肺经（孩子无名指掌面指尖到指根成一直线）100次，此方可以宣肺平喘，顺气化痰。

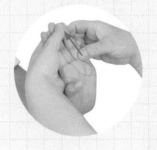

银耳莲子雪梨汤 `1.5岁以上`

材料 干银耳 5 克,莲子 30 克,枸杞子 5 克,雪梨 200 克。

调料 冰糖 5 克。

做法

1 干银耳用温水泡发,去根蒂,撕成小朵;莲子洗净;枸杞子洗净;雪梨洗净,去核,连皮切块。

2 将银耳、莲子、冰糖放入锅内,加足量清水,大火烧开,转小火慢慢熬至发黏;放入雪梨块、枸杞子,继续熬至银耳胶化即可。

用法 佐餐食用。

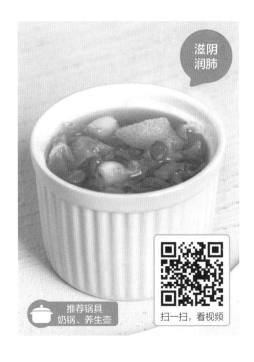

滋阴润肺

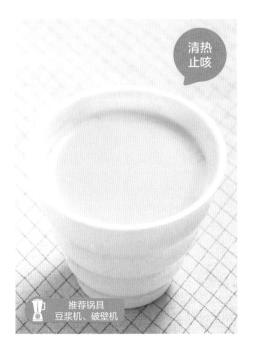

推荐锅具 奶锅、养生壶

扫一扫,看视频

营养功效 可以滋阴润肺、清肺热。

百合银耳豆浆 `1岁以上`

材料 黄豆 40 克,鲜百合、水发银耳各 10 克,绿豆 20 克。

调料 冰糖 2 克。

做法

1 黄豆、绿豆用清水洗净,提前 1 个晚上浸泡;水发银耳择洗干净,撕成小朵;鲜百合分瓣,择洗干净。

2 将上述食材倒入全自动豆浆机中,加饮用水至上下水位线之间,按下"豆浆"键,煮至豆浆机提示豆浆煮好,加冰糖搅拌至化即可。

用法 佐餐食用。

清热止咳

推荐锅具 豆浆机、破壁机

营养功效 润肺止咳,可以缓解小儿慢性支气管炎、咽干燥咳等。

支气管哮喘

脾肺不足添的乱

推荐食材

银耳
清补肺阴

莲子
补脾益胃
止泻祛热

豆腐
清热润燥
治痰喘

这些问题家长最关心

孩子哮喘出现什么症状时，家长必须带孩子到医院诊治？

如果孩子不咳嗽、不哭不闹的情况下依然呼吸困难，并且伴有很大的喘息声，甚至可以清楚地看到孩子脖子上和胸部的肌肉为了呼吸而用力，那么必须马上带孩子去医院就诊。

哮喘也分寒热，辨别不清调理效果大打折扣

咳嗽类型	症状表现	调理方法
寒性哮喘	咳嗽气促，喉间哮鸣，咳痰清稀；鼻塞清涕，面色淡白；舌质淡红，苔白等	温肺散寒、祛痰平喘
热性哮喘	咳嗽喘促，喉间痰吼哮鸣，咳痰黄稠；发热面红，烦躁口渴；舌质红，舌苔黄等	清肺化痰、降气平喘

推荐食疗方

生姜陈皮汁

生姜 15 克，陈皮 5 克，蜂蜜适量。将生姜切成小块，和陈皮放入煮锅，加 1000 毫升清水，大火煮开。待温后，调入适量蜂蜜即可饮用，每天 3 次，可以润肺化痰平喘。

小儿推拿作用大

推膻中

用拇指桡侧缘或中间三指自孩子天突向下直推至膻中（前正中线上，两乳头连线的中点处）100 次，宽胸理气、化痰止咳，能有效改善孩子咳嗽、气喘、呕吐、打嗝等问题。

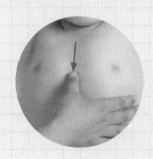

冰糖银耳莲子汤 〔10个月以上〕

材料 去芯莲子 80 克，银耳 10 克。

调料 桂花、冰糖各少许。

做法

1 莲子泡发后用温水洗净，倒入碗中，加上开水，漫过莲子浸泡 30 分钟备用。

2 干银耳用温水泡软，待其涨发后，将根蒂洗净，撕成小朵，将银耳与莲子一同上屉蒸熟备用。

3 锅中倒入 1500 毫升清水，加入桂花、冰糖煮开，将浮沫撇净，装入汤碗中；然后将蒸熟的莲子和银耳沥去原汤倒入汤碗中即可。

用法 早晚服用，每周 2~3 次。

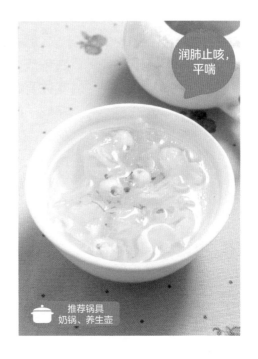

润肺止咳，平喘

推荐锅具
奶锅、养生壶

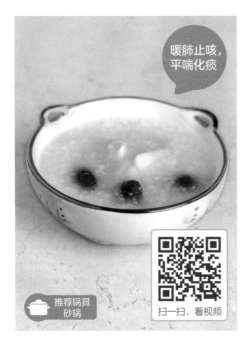

暖肺止咳，平喘化痰

推荐锅具
砂锅

扫一扫，看视频

山药红枣生姜粥 〔1岁以上〕

材料 红枣 4 颗，怀山药 50 克，大米 30 克，生姜 5 克。

做法

1 大米淘洗干净，放入锅内，加适量清水，大火煮开后转小火慢煲至大米软烂开花。

2 怀山药洗净，去皮，切小片后放入煮好的大米粥内，再加入洗净的红枣和生姜片，小火慢煲至所有材料软烂，约煮 40 分钟，期间要经常用勺子搅拌，以防煳锅。

用法 每天 2 次。

营养功效　补肾益肺，平喘化痰。

143

扁桃体炎

养阴润肺，消炎止痛

推荐食材

豆腐
提高抵抗力

油菜
清热去火

绿豆芽
清火解毒

金银花
清热解毒
降火祛燥

吃健脾润肺的食物可以改善扁桃体炎

孩子扁桃体发炎，常常是因为脾虚食积，产生内热，从而灼伤肺阴所导致。调理扁桃体炎，首先要健脾，其次要清肺火、滋肺阴。可以给孩子吃一点绿豆芽、百合、黄瓜、油菜等食物辅助调理。孩子出现相关症状，应及时就医。

1 突然出现不明原因的长期低热。

2 扁桃体过度肿大，影响到呼吸和睡眠。

推荐食疗方

油菜豆腐汤

油菜和豆腐洗净，豆腐切块；锅内加适量清水，放入油菜、豆腐块大火煮 15 分钟，加入适量盐，煮 3 分钟左右即可。佐餐或单独食用，每日 1 次，有利于扁桃体炎的康复。

这些问题家长最关心

扁桃体总发炎，为什么不能一割了之？

扁桃体是人体的一个淋巴器官，处于消化道和呼吸道之间，能够产生出淋巴细胞，防御病毒、保护咽喉。一旦扁桃体被切除，会使人的免疫功能下降，容易感染其他一些疾病。

小儿推拿作用大

推三关

用拇指或食中二指指腹自孩子腕部推向肘部（前臂桡侧，从手腕根部至肘部成一条直线）100～300 次，可温阳散寒、发汗解表，主治扁桃体炎、咽炎等引起的发热。

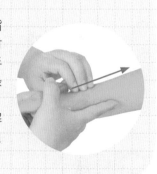

绿豆芽拌豆腐泥 `1岁以上`

材料　绿豆芽 50 克，豆腐 100 克。

调料　葱花、香油各适量。

做法

1　绿豆芽洗净，切小段，开水焯熟。

2　豆腐洗净，切块，开水焯烫，捞出研磨成泥。

3　将备好的材料加入葱花、香油，一起拌匀即可。

用法　佐餐食用。

营养功效　绿豆芽比绿豆的维生素 C 含量高很多，能够提高孩子的免疫力，搭配豆腐一起食用，更能起到清热去火的作用，缓解炎症。

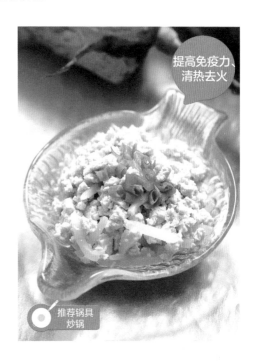

提高免疫力、清热去火

推荐锅具
炒锅

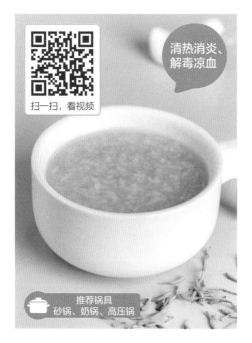

清热消炎、解毒凉血

扫一扫，看视频

推荐锅具
砂锅、奶锅、高压锅

金银花粥 `1岁以上`

材料　金银花 10 克，大米 30 克。

调料　冰糖适量。

做法

1　大米淘洗干净，金银花洗净，加适量清水，浸泡 5~10 分钟。

2　水煎金银花取汁，加大米煮粥，待熟时调入冰糖，再煮开即可。每日 1~2 剂，连续 3~5 天。

用法　佐餐食用。

营养功效　金银花有清热消炎、解毒凉血的作用，能改善扁桃体炎引起的咽痛、发热。

过敏性鼻炎

脾肺肾三虚所致

红枣
抗过敏

菊花
清热解毒

醋
温中健胃
消食理气

这些问题家长最关心

春季怎么做，能防过敏性鼻炎？

春天孩子容易发生花粉过敏，引起过敏性鼻炎、过敏性哮喘等。对花粉过敏的孩子，春天外出时要戴太阳镜、口罩，不要在室外久留。带孩子做户外运动时，尽可能选择花粉指数低的时候，比如清晨或者雨后。

解决过敏性鼻炎，增强体质才是关键

过敏性鼻炎是一种由病毒、细菌和过敏原等引起的鼻腔黏膜炎症，是小儿常见疾病之一，主要表现为鼻塞、鼻痒、流鼻涕、打喷嚏等症状。如果孩子脾肺虚弱、肾气不足，卫表不固，令风寒等邪气乘虚入侵，久之必伤及鼻窍，就会患上鼻炎。所以，一定要注意调理脾肺肾，增强体质。

推荐食疗方

扁豆芡实山药粥

白扁豆、山药、芡实各30克，粳米50克。同煮粥食，每日1次。此方可健脾升清通窍，缓解鼻炎。

小儿推拿作用大

推鼻通穴

双手食指指腹从孩子印堂穴推搓至鼻通穴（鼻翼外旁0.5寸，鼻唇沟上端尽头），如此往返30次，可宣通鼻窍，防治孩子过敏性鼻炎。

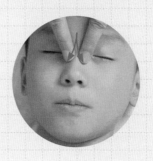

桔梗元参汤 `3岁以上`

材料 桔梗、元参（即玄参）、杏仁、橘皮、茯苓、生姜各 3 克，法半夏、甘草各 2 克。

做法 将上述材料清洗干净，置于锅中，盛入大约 800 毫升清水；熬煮至约 300 毫升的量。

用法 早晚各服用 1 碗。

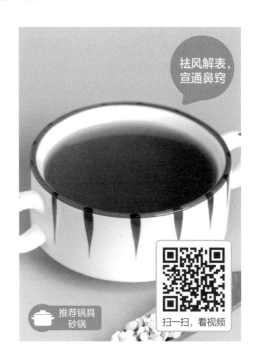

祛风解表，宣通鼻窍

推荐锅具砂锅

扫一扫，看视频

营养功效 此方专门用于调理鼻炎中清鼻涕的症状。若鼻涕的颜色为黄色，则不可服用。

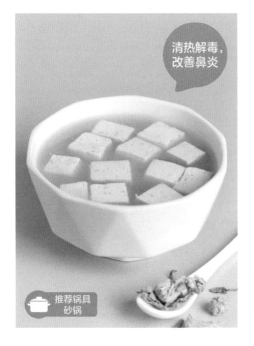

清热解毒，改善鼻炎

推荐锅具砂锅

菊花豆腐羹 `1岁以上`

材料 豆腐 80 克，菊花、蒲公英各 5 克。

调料 水淀粉、盐各适量。

做法

1 菊花、蒲公英洗净，放入锅中，加水煎煮后过滤，取汤汁；豆腐冲洗干净，切块。

2 锅中放入汤汁、豆腐、盐，一同煮开，用水淀粉勾芡，搅匀即可。

用法 午餐时佐餐食用。

营养功效 此羹可以清热解毒，有利于改善过敏性鼻炎。

牙痛

清肺胃之火
能止痛

推荐食材

莲藕
清热润肺
凉血散瘀

绿豆
清热解毒
缓解牙痛

百合
清凉安神

这些问题家长最关心

孩子牙痛时常常会哭闹不停，应该怎么办？

家长可以用盐水来给孩子漱口，这样不但能去除口腔里面的食物残留，还能有效杀菌，起到缓解牙痛的效果。还可以用冷敷的办法来缓解牙疼。如果孩子牙痛的情况比较严重，就需要去医院看牙医。

调理上火牙痛，冷敷效果好

调理牙痛当以祛风散寒、清火为主，可以通过冷敷的方式进行缓解，在牙痛的脸颊处进行冷敷，反复冷敷 3 ~ 4 次就可以缓解牙痛症状。

孩子牙痛会影响其咀嚼和吞咽功能，进食会有些困难，所以孩子的饮食以清淡、易咀嚼、易吞咽为主。家长可以给孩子准备流食、半流食，如稀粥、面条、米汤、果蔬汁等。

推荐食疗方

金银花甘草煮水

金银花 6 克，甘草 3 克、冰糖适量。将金银花和甘草洗净，之后和冰糖一起放入水中煮 6 分钟即可。一天分两次服用，连用 1 周，可以清热消炎、解毒凉血，能有效改善牙痛、扁桃体炎引起的咽痛等。

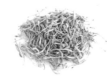

小儿推拿作用大

拿捏合谷穴

用拇指、食指指腹相对用力拿捏孩子合谷穴20次，可疏通经络、清热解表，调理牙痛。

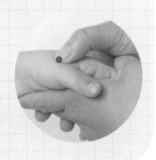

甄选食谱

百合绿豆汤 `1岁以上`

材料 绿豆 50 克，鲜百合 30 克。

调料 冰糖适量。

做法

1 绿豆淘洗干净；鲜百合削去老根，分瓣洗净。

2 锅置火上，加适量清水，放入绿豆，大火煮开后转小火煮至绿豆开花且软烂，放入百合煮熟，加冰糖煮化即可。

用法 每周饮用 3~4 次。

营养功效 可以清泻肝火，清热解毒，缓解牙痛。

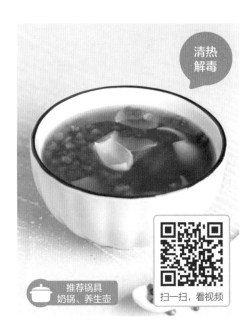

清热解毒

推荐锅具
奶锅、养生壶

扫一扫，看视频

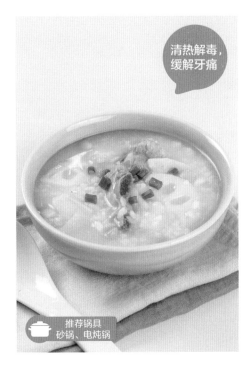

清热解毒，
缓解牙痛

推荐锅具
砂锅、电炖锅

莲藕排骨玉米粥 `2岁以上`

材料 莲藕 250 克，猪排骨 300 克，玉米粒 100 克。

调料 盐 3 克，生姜 3 片，葱花、料酒各适量。

做法

1 玉米粒洗净，用水浸泡 30 分钟；莲藕洗净，刨去外皮，切薄片；猪排骨洗净放锅中，加入清水，放料酒、姜片，大火煮开，捞出排骨冲去浮沫。

2 猪排骨、莲藕片、玉米粒一起放入锅中，加入足量清水，炖至排骨软烂、米汤黏稠。加盐调味，最后撒入葱花拌匀。

用法 正餐食用。

腺样体肥大

从肺调理见效快

推荐食材

薏米
健脾化湿
消痈排脓

红枣
宁心安神
益肺肾

金银花
清热解毒
散痈消肿

这些问题家长最关心

孩子腺样体肥大，究竟要不要做手术？

不要手术，用中医调理慢慢会好。很多孩子做了手术之后还是会复发，继续长出来。手术只是解决了表面问题，但是真正导致孩子腺样体肥大的原因没有被解决。根本原因是什么呢？就是衣、食、住、行、情志、生活习惯等主观和客观原因。

调理腺样体肥大要辨证施治

孩子鼻咽腔狭小，如果腺样体肥大堵塞后鼻孔及咽鼓管咽口，会引起耳、鼻、咽、喉等多种症状。急性腺样体肥大，病机在于肺热壅鼻，调理以驱邪为主，原则是清肺通窍、化痰散结。慢性腺样体肥大，病机在于脾虚痰阻，属虚实夹杂，当邪正兼顾，调理应以运脾化痰、通窍散结为主。也就是实脾土，燥脾湿，助中焦转输运化，从源头上杜绝痰产生。

推荐小验方

白芷辛夷泡脚

辛夷 15 克捣碎，用纱布包好，备用；白芷、苍耳子各 10 克，加 1000 毫升水一起煮 10 分钟，再加入辛夷包煮 20 分钟。每天 1 次，水放温后泡脚。

小儿推拿作用大

清肺经

用拇指指腹从孩子无名指指根向指尖方向直推肺经 100 次，可宣肺清热，保护腺样体。

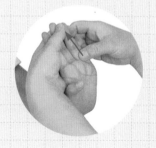

白芷红枣薏米粥 `1岁以上`

材料 白芷、陈皮各 10 克，茯苓 30 克，薏米 50 克，红枣 5 颗。

做法

1 将白芷、茯苓、陈皮、红枣洗净，薏米淘洗干净，清水浸泡半小时。

2 把白芷、茯苓、陈皮和红枣放入锅内，加清水适量，大火煮半小时，去渣，放入薏米，小火煮至粥成，随量食用即可。

用法 每天 1 次。

营养功效 祛风化痰、除湿通窍，适合脾虚湿气重引起的腺样体肥大。

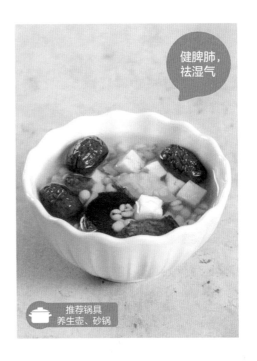

健脾肺，祛湿气

推荐锅具
养生壶、砂锅

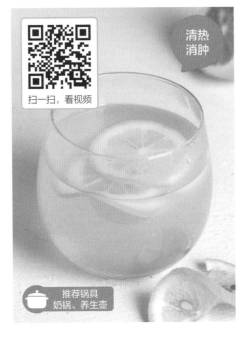

扫一扫，看视频

清热消肿

推荐锅具
奶锅、养生壶

蜂蜜薏米柠檬水 `1岁以上`

材料 薏米 40 克，柠檬片 10 克。

调料 蜂蜜 3 克。

做法

1 薏米淘洗干净，浸泡 4 小时，倒入锅中煮开，转小火熬制 1.5 小时，即为薏米水。

2 把薏米水倒碗中，放入切好的柠檬片，混入蜂蜜即可。

用法 佐餐食用。

营养功效 这款饮品能帮助孩子利尿、清热消肿，改善腺样体肥大。

小儿多动症

先天不足后天补

推荐食材

酸枣仁
清肝火
安心神

莲子
养心安神
健脑益智

核桃仁
补肾益智

桂圆
健脾养心

调补脾胃是调理多动症的捷径

小儿多动症，多因脏腑功能不足，阴阳失调导致。孩子可能表现为活动过多、注意力不集中、冲动、心神不定、性情急躁等。

脾胃不好的孩子可能会有不好好吃饭、饭后腹胀、腹痛、精神状态差等症状。如果长期这样，孩子就无法获取食物中所含有的营养，不能确保人体进行正常生理活动，可对颅脑神经正常发育产生影响，易出现多动症等疾病。因此，调补脾胃对调理多动症有益。

推荐小验方

珍珠粉泻肝火

珍珠 50 克捣碎后，用干净的纱布包住，用时泡在干净的水里。泡出来的水加热后给孩子泡脚，坚持 1~2 个月。珍珠的药性专入肝经，可泻肝火，镇静安神，能控制孩子烦躁不安的情绪。

这些问题家长最关心

孩子多动、注意力不集中，应该怎么办？

孩子如果多动注意力不集中，可以用心理暗示法。正确的做法是多加鼓励，逐步培养孩子的信心。

小儿推拿作用大

揉小天心

将孩子的掌心向上，用中指指端揉小天心（位于掌面，大小鱼际交接处凹陷中）100~300 次，可清调心火，缓解孩子多动症。

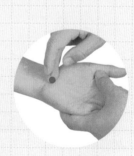

酸枣仁莲子粥 `9个月以上`

材料 去芯莲子50克，酸枣仁10克，粳米150克。

调料 冰糖适量。

做法

1 莲子、酸枣仁分别洗净，包好。

2 锅内加适量清水，将莲子、酸枣仁、粳米一起入锅熬粥。

3 粥好后，将酸枣仁去掉，加冰糖调味即可。

用法 分2次服用，每日1次。

 营养功效 安心定神、清热去火，对心肾失交的多动症孩子很有益处。

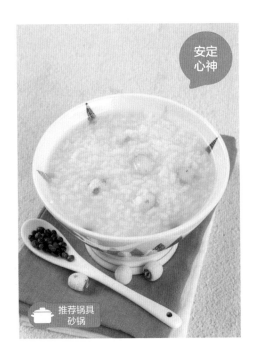

安定心神

推荐锅具
砂锅

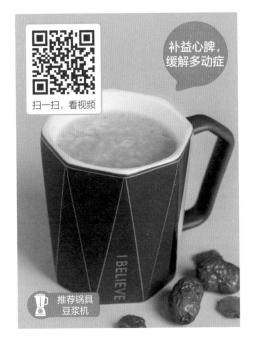

扫一扫，看视频

补益心脾，缓解多动症

推荐锅具
豆浆机

桂圆红枣豆浆 `7个月以上`

材料 黄豆40克，桂圆肉15克，红枣5颗。

做法

1 黄豆、桂圆肉洗净；红枣洗净，去核。

2 把上述食材一同倒入全自动豆浆机中，加清水至上下水位线之间，按下"豆浆"键，煮至豆浆机提示豆浆煮好即可。

用法 佐餐食用。

 营养功效 益气脾，补气血，适用于心脾两虚引起的小儿多动症。

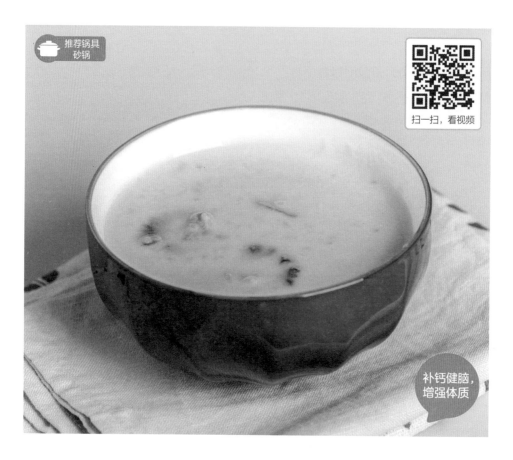

推荐锅具
砂锅

扫一扫，看视频

补钙健脑，
增强体质

核桃仁牛奶粥 1岁以上

材料 大米 50 克，核桃仁 10 克，鲜牛奶 300 毫升。

做法

1 大米淘洗干净，加适量清水煮开。

2 放入核桃仁，中火熬煮 30 分钟。

3 倒入鲜牛奶，搅拌均匀即可。

用法 温热服用。

营养功效 牛奶富含钙，可增强孩子骨骼；核桃补肾健脑，搭配大米一起煮粥，可充养脏腑，缓解小儿多动症。

美味秘诀 烹调此粥时，可以加入适量的冰糖，口感更好。

六

药补不如食补，孩子长得高、眼睛亮、更聪明

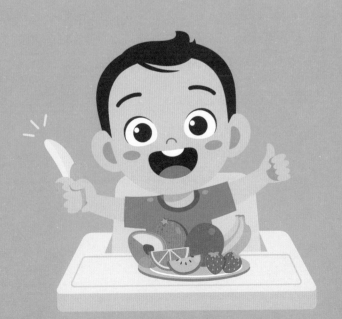

帮助长高有诀窍

推荐食材

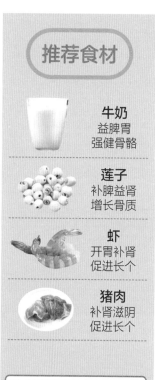

牛奶
益脾胃
强健骨骼

莲子
补脾益肾
增长骨质

虾
开胃补肾
促进长个

猪肉
补肾滋阴
促进长个

这些问题家长最关心

我家孩子个子偏矮，是矮小症吗？

"矮小"是指儿童的身高低于同性别、同年龄、同种族儿童平均身高的2个标准差。通常包括，婴幼儿期（3岁以下）生长速度低于每年7厘米，学龄前期及学龄期（3岁至青春期）低于每年4~5厘米，青春期低于每年5.5~6.5厘米。这可用于简单判断孩子是否患有"矮小症"。

孩子长高个，脾肾同养最关键

中医认为，脾主运化、主肌肉，孩子吃的食物，在脾的作用下消化、吸收，再输布到全身。如果脾功能好，孩子就会吃饭香、消化好、营养足，肌肉丰盈，身体也高大。

肾主骨，即肾充养骨骼，掌控骨骼生长。孩子肾功能发育完善，肾精充足，骨质就会得到很好的滋养，骨骼就会健壮，就会长高个。

推荐食疗方

五加皮小米粥

小米50克熬煮成粥。取五加皮3克，研成细末，调于粥中服用，每日2~3次。此方可健脾补肾、强健筋骨，可促进孩子生长发育。

双仁猪肉汤

火麻仁5克，甜杏仁10克，干无花果2个，猪肉100克。火麻仁、甜杏仁、干无花果洗净；猪肉切块，焯水，洗净。将所有食材放入锅内，加入适量清水，大火煮沸后改用中小火再煮40分钟，调味即可。餐后1碗，连用2~3天。此汤可健脾开胃，促进长个儿。

奶香豌豆泥 `8个月以上`

材料 豌豆粒 50 克，土豆 60 克，配方奶 10 毫升。

做法

1 土豆洗净，去皮切丁；配方奶按标准配成奶液。

2 豌豆粒洗净和土豆丁一起放入开水中煮至熟软，捞出，豌豆粒去皮。

3 将煮好的土豆丁和去皮的豌豆粒一起放入料理机中，倒入部分奶液，打成蓉。

4 把豌豆奶蓉倒入小奶锅中，再加入剩下的奶液，搅拌均匀，炖煮一会儿即可。

用法 佐餐食用。

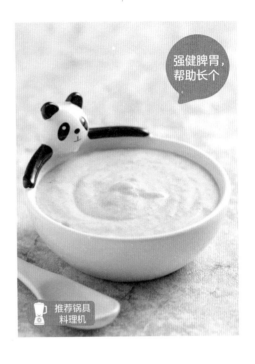

强健脾胃，帮助长个

推荐锅具
料理机

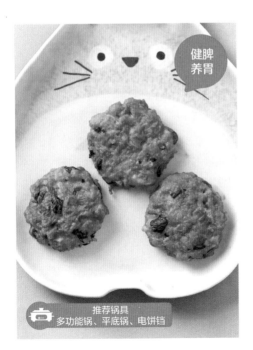

健脾
养胃

推荐锅具
多功能锅、平底锅、电饼铛

菠菜猪肉饼 `8个月以上`

材料 猪肉 50 克，菠菜 30 克，胡萝卜 30 克。

调料 水淀粉、葱花、植物油各适量。

做法

1 猪肉洗净，剁碎，加点植物油略搅；菠菜择洗干净，用热水焯烫一下，切碎；胡萝卜洗净，去皮，切碎。

2 将猪肉碎、菠菜碎、胡萝卜碎、葱花一起放入碗中，调入水淀粉，用打蛋器低速搅拌上劲。

3 取圆盘，把打好的蔬菜猪肉泥均匀地装入盘中，入蒸锅，蒸熟。

4 取出，用圆形模具或者其他动物形状的模具切出各种形状。

杂蔬虾仁烩面 `1.5岁以上`

材料 鲜香菇、虾仁、胡萝卜、黄瓜、玉米粒各 30 克,手擀面 100 克。

调料 姜末、生抽、香油、植物油各少许。

做法

1 鲜香菇洗净,切丁;虾仁洗净,去虾线;胡萝卜、黄瓜分别洗净,切丁;玉米粒洗净。

2 锅内倒油烧热,放入姜末炒香,放入香菇丁、胡萝卜丁、黄瓜丁、虾仁和玉米粒翻炒至熟,加适量水煮开,再放入手擀面煮熟,加生抽、香油调味即可。

用法 午餐或晚餐食用。

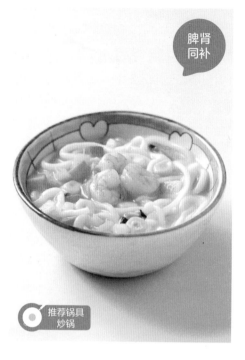

脾肾同补

推荐锅具
炒锅

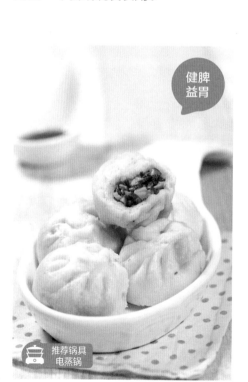

健脾益胃

推荐锅具
电蒸锅

香菇素菜包 `1.5岁以上`

材料 面粉 500 克,酵母粉 8 克,泡打粉 15 克,油菜 100 克,水发香菇 30 克,香干 50 克。

调料 盐、白糖、香油、植物油各适量。

做法

1 将面粉、泡打粉拌匀;加入白糖、酵母粉,温水和匀;揉成面团,醒发。

2 将油菜洗净,烫熟,挤干水分,剁碎;水发香菇剁碎;香干剁碎。

3 将油菜碎、香菇碎、香干碎加入盐、白糖、植物油、香油拌匀成馅料。

4 将面团搓条,下剂子,擀成皮,包入制好的馅料,将生坯放入蒸笼内,大火烧开水后转小火蒸约 10 分钟即熟。

牙齿保卫战

推荐食材

油菜
清热固齿

豆腐
和胃去火
缓解牙痛

南瓜
解毒降火
保护牙床

山药
补脾固肾
强健牙齿

这些问题家长最关心

孩子出现什么症状需要矫正牙齿？

当孩子出现下列症状时，需要尽早进行正畸咨询：反颌，偏颌，开合，口呼吸或打鼾，上牙前突，小下巴，4 岁以上仍有口腔不良习惯（吃手、吐舌、咬物等），乳牙早失，乳牙滞留，恒牙迟萌或者埋伏阻生牙，多生牙等。

孩子牙齿整齐结实的关键：脾不虚，肾精足

中医理论认为，"以牙床属胃，牙齿属肾"，意思是说，人的牙床与胃有紧密关系，牙齿和肾有密切关系。"齿为骨之余"，而"肾主骨"，肾主持骨骼发育，牙齿的发育根在"肾"，肾气的盈亏直接体现牙齿的好坏。

推荐食疗方

沙参鸡蛋汤

新鲜鸡蛋 2 个，沙参 5 克，冰糖适量。将鸡蛋洗净放入砂锅，加入沙参及清水同煎。鸡蛋熟后去壳，再煎 30 分钟，调入冰糖汁即可。日服 1 剂，可以滋阴去火，缓解孩子牙痛。

双花茶

金银花、藿香叶各 5 克，甘草 2 克。同入杯中，开水冲泡。每天饭后代茶饮用，可以清热降火，预防蛀牙。

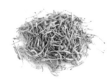
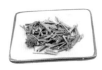

芋头红薯甜汤 （1岁以上）

材料 芋头、红薯各100克。

调料 红糖适量。

做法

1 芋头洗净，去皮，切小块；红薯洗净，削皮，切小块。

2 锅置火上，加适量清水，放入红薯块、芋头块，先用大火煮2分钟，再改用小火煮15分钟至熟，加入红糖搅拌均匀即可。

用法 佐餐或餐后食用。

营养功效 芋头与红薯搭配，可开胃益气、解毒消肿，具有洁齿防龋、保护牙齿的作用。

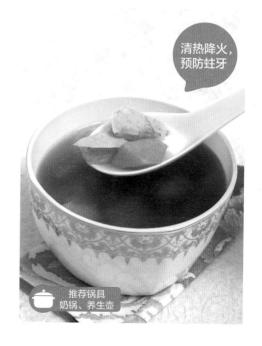
清热降火，预防蛀牙

推荐锅具 奶锅、养生壶

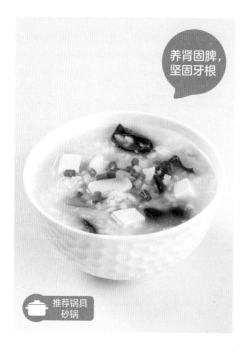
养肾固脾，坚固牙根

推荐锅具 砂锅

豆腐木耳粥 （1.5岁以上）

材料 干木耳3克，豆腐50克，大米20克。

调料 姜丝、蒜片、葱花、香油各适量，盐1克。

做法

1 大米洗净，用清水浸泡30分钟；木耳泡发洗净后撕小片；豆腐洗净，切块。

2 锅内加适量清水烧开，放入大米用大火煮至米粒绽开，放入木耳片、豆腐块。

3 再放入姜丝、蒜片，改用小火煮至粥成后，放入香油、盐、葱花即可。

用法 午餐或晚餐食用。

油菜炒鸡蛋 `1.5岁以上`

材料 鸡蛋1个,油菜150克。

调料 盐1克,熟黑芝麻、植物油各适量。

做法

1 油菜洗净,切段;鸡蛋打散,炒熟盛出备用。

2 锅内倒油烧热,放入油菜段翻炒至熟软,加入鸡蛋炒匀,撒上熟黑芝麻,加盐调味即可。

用法 佐餐食用。

 营养功效 鸡蛋、油菜具有滋阴润燥、生津消积的功效,搭配做菜有助于缓解孩子牙痛,促进食欲。

 美味秘诀 鸡蛋液中可以加些温水,炒熟后会更滑嫩。

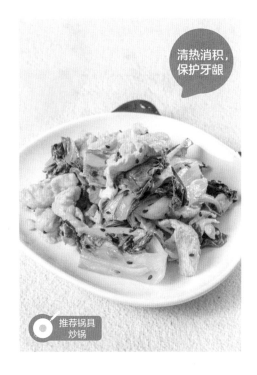

清热消积,保护牙龈

推荐锅具 炒锅

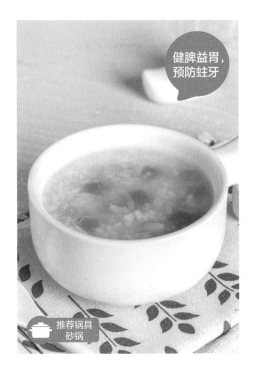

健脾益胃,预防蛀牙

推荐锅具 砂锅

芹菜蘑菇粥 `1.5岁以上`

材料 大米、蘑菇各30克,芹菜、胡萝卜、玉米粒各20克。

做法

1 蘑菇洗净,撕成小片;大米浸泡30分钟,淘洗干净。

2 芹菜洗净,切丁;胡萝卜洗净,去皮,切丁;玉米粒洗净。

3 锅中加适量清水,将大米、蘑菇片、芹菜丁、胡萝卜丁、玉米粒一起放入锅中熬煮成粥即可。

用法 午餐或晚餐食用。

 营养功效 芹菜可清热解毒,与蘑菇搭配煮粥可以健脾开胃、清洁牙齿,预防蛀牙。

好视力吃出来

推荐食材

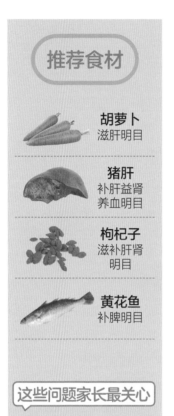

胡萝卜
滋肝明目

猪肝
补肝益肾
养血明目

枸杞子
滋补肝肾
明目

黄花鱼
补脾明目

这些问题家长最关心

我家孩子 3 岁了，如何预防近视呢？

减少孩子长时间近距离视物。2 岁以内不建议观看或使用电子屏幕，2 岁以上观看或使用电子屏幕时间每天累计不超过 1 小时，每次使用时间不超过 20 分钟。孩子阅读纸质书籍时，要端正坐姿，不要躺着或歪坐在沙发上看，眼睛与书本的距离要在 30 厘米以上。

肝脾同补，孩子眼睛亮

中医认为"肝藏血、主筋，开窍于目"，眼睛在全身的至高之处，是肝脏之窗，护眼的根源在养肝。只有肝血充足的孩子，眼睛才能神采奕奕，肝脏的健康状况很大程度上影响着眼睛的健康。肝属木，脾胃属土，如果肝脾不和，则影响孩子的食欲和消化吸收，引起诸多视力问题。

推荐食疗方

莲枣核桃粥

莲子 10 克，红枣 20 克，核桃仁 10 克，橘皮 5 克，大米 50 克。全部材料洗净后，放入锅内，煮粥食用。此方可以健脾开胃、滋阴明目，预防孩子近视。

枸杞菊花决明子茶

枸杞子、菊花各 5 克，决明子 10 克。锅中加适量清水煮开，将决明子略微捣碎后与菊花、枸杞子一起放入杯中加开水冲泡，闷半小时后饮用即可。三餐后饮 1 杯，可有效清肝明目，保护孩子的视力。

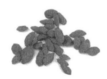

枸杞桑葚红枣粥 1岁以上

材料 桑葚 10 克，大米 30 克，枸杞子 3 克，红枣 2 颗。

做法

1 枸杞子、桑葚洗净；红枣洗净，去核；大米淘洗干净，浸泡 30 分钟。

2 锅内加适量清水烧开，加入大米和红枣，大火煮开后转小火煮 30 分钟，加入枸杞子、桑葚继续煮 5 分钟即可。

用法 午餐或晚餐食用。

营养功效 桑葚可补肝益肾，与枸杞、红枣搭配，补血明目效果更好。

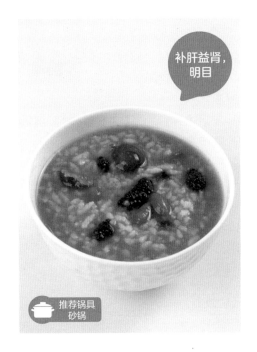

补肝益肾，明目

推荐锅具
砂锅

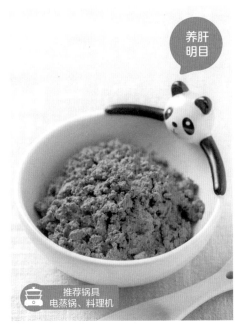

养肝明目

推荐锅具
电蒸锅、料理机

猪肝泥 7个月以上

材料 猪肝 100 克。

做法

1 猪肝剔去筋膜，切片，用清水浸泡 30~60 分钟，中途勤换水。

2 泡好的猪肝用清水反复清洗，最后用热水清洗一遍。

3 放入蒸锅，大火蒸 20 分钟左右。

4 取出后将猪肝放入料理机中，加少许温水打成泥即可。

用法 佐餐或餐后食用。

营养功效 猪肝具有养肝明目的功效，有助于缓解孩子眼睛干涩、视物模糊等症状。

163

羊肝胡萝卜粥 <small>1.5岁以上</small>

材料 羊肝50克，胡萝卜、大米各100克。

调料 盐3克，姜末、葱花、白胡椒粉各少许。

做法

1 羊肝洗净，切片；大米洗净，浸泡30分钟；胡萝卜洗净，去皮，切丁。

2 锅内加适量清水烧开，加入大米，大火煮开后转小火煮20分钟，加羊肝片、胡萝卜丁，调入盐、白胡椒粉煮5分钟，撒葱花、姜末即可。

用法 午餐或晚餐食用。

 营养功效 胡萝卜与羊肝搭配煮粥食用，具有健脾和中、滋肝明目的功效，可有效缓解孩子视疲劳。

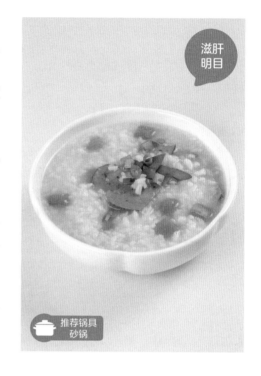

滋肝明目

推荐锅具 砂锅

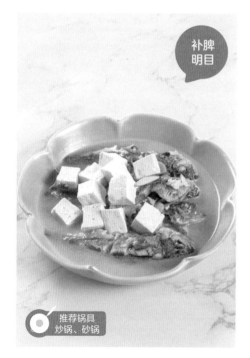

补脾明目

推荐锅具 炒锅、砂锅

黄花鱼炖豆腐 <small>1岁以上</small>

材料 小黄花鱼150克，豆腐70克。

调料 葱花、姜片、盐、植物油各适量。

做法

1 小黄花鱼去鳞、内脏，洗净；豆腐洗净，切块，焯水，捞出。

2 锅内倒油烧热，爆香葱花、姜片，放入小黄花鱼略煎，倒入适量清水，放入豆腐块焖煮15分钟，调入盐即可。

用法 佐餐食用。

 营养功效 豆腐可泻火解毒，小黄鱼可补脾明目，二者搭配可有效缓解孩子眼睛红肿、干涩的症状。

 美味秘诀 小黄鱼用盐腌渍30分钟再下锅煎，鱼肉不易碎。

健脑益智

推荐食材

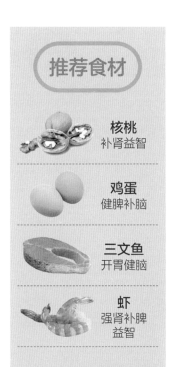

核桃
补肾益智

鸡蛋
健脾补脑

三文鱼
开胃健脑

虾
强肾补脾
益智

这些问题家长最关心

适当吃一些坚果类食物，对孩子健脑有好处吗？

杏仁、核桃、松子、榛子、腰果等坚果是很好的补脑食物，但不建议1岁以内的孩子吃坚果以避免发生过敏，1~3岁的孩子可以吃粉状的坚果，将这些食物磨成粉和大米一起煮成粥食用，可以增强食欲、促进消化、补脑益智。3~6岁的孩子可以在大人的看护下食用块状坚果。

补好脾和肾，孩子更聪明

中医认为"肾主骨，生髓，通于脑"，髓可分为骨髓、脊髓、脑髓三部分。脑髓是人体的精华，是由肾精化生的。因此肾功能的好坏会影响脑功能。

此外，脾为人体气血生化之源，脾不好，吃到肚子里的食物不能转化为气血输送到全身各处，各个脏器的功能就不能正常运转。所以肾精充足、脾胃好，孩子才能更聪明。

推荐食疗方

枸杞核桃炖羊肉

羊肉100克，核桃仁5个，枸杞子3克，生姜5片，白胡椒粉适量。羊肉切小块，焯水，洗净；枸杞子、核桃仁洗净。砂锅中放入羊肉块、枸杞子、核桃仁，加入适量清水、姜片，烧开去浮沫，转小火，炖至肉烂，调入白胡椒粉即可。每周食用1~2次，可健脾胃，补肾益脑。

龙眼莲子益智汤

远志、益智仁各10克，研成极细粉末；龙眼肉、莲子各10克。一起放入锅中，水煎30~40分钟。每次取远志、益智仁粉末1~3克，然后用龙眼肉莲子汤送服。每日2~3次，可以养心补肾、健脑益智。

核桃红枣米糊 `1.5岁以上`

材料 大米30克，花生米、核桃仁各20克，红枣1颗。

做法

1 红枣洗净，去核；大米、花生米、核桃仁洗净。

2 将全部食材倒入全自动豆浆机中，加清水至上下水位线之间，按下"米糊"键，煮至豆浆机提示米糊煮好即可。

用法 三餐可食用。

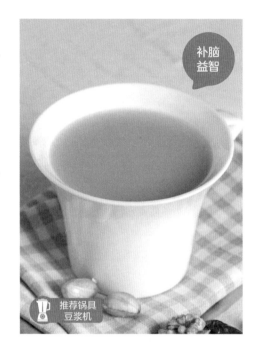

补脑益智

营养功效 核桃仁温补肺肾、补脑，与红枣、大米等结合煮粥，健脑益智功效更好。

推荐锅具 豆浆机

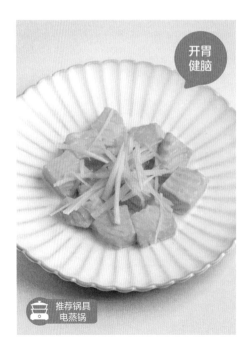

开胃健脑

推荐锅具 电蒸锅

清蒸三文鱼 `1.5岁以上`

材料 三文鱼肉200克。

调料 盐、葱丝、姜丝、香油、柠檬汁各适量。

做法

1 三文鱼肉洗净，切段，撒少许盐，加柠檬汁抓匀。

2 取盘，放入三文鱼肉，放上葱丝、姜丝，淋上香油，入蒸锅大火蒸7分钟即可。

用法 佐餐食用。

营养功效 三文鱼富含多种健脑营养素，可补脾益气，有助于孩子开胃健脑，强健体魄。

三彩虾球 `1岁以上`

材料 鲜虾 250 克，水发木耳 5 克，
  小番茄 30 克，西蓝花 40 克。

调料 淀粉适量。

做法

1 鲜虾洗净，去壳和虾线，将虾仁放
  入料理机中打成泥；水发木耳洗
  净，去掉硬梗；小番茄洗净，对半
  切开；西蓝花洗净，去掉硬梗；三
  者分别放入料理机中打成泥。

2 将虾肉泥分成 3 份，分别与木耳
  泥、小番茄泥、西蓝花泥加适量淀
  粉搅拌上劲。

3 准备一锅清水烧开，然后双手洗
  净，蘸水，从虎口处挤出一个个虾
  球放入开水中，转小火保持微沸，
  煮至虾球变白浮起，捞出即可。

用法 佐餐或餐后食用。

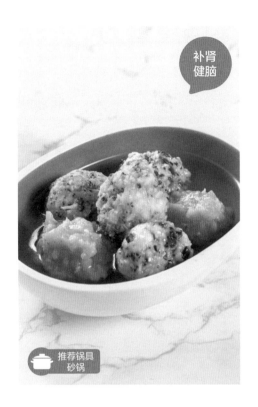

补肾
健脑

推荐锅具
砂锅

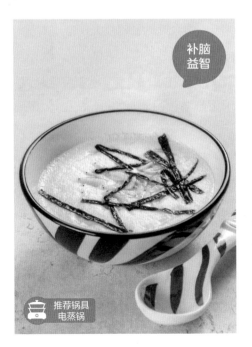

补脑
益智

推荐锅具
电蒸锅

海苔鸡蛋羹 `1岁以上`

材料 鸡蛋 1 个，虾皮、海苔各 5 克。

做法

1 鸡蛋打散，加入等量的饮用水搅匀
  成蛋液；海苔切丝。

2 蒸锅中放入鸡蛋液，大火蒸 8 分
  钟，撒虾皮、海苔丝即可。

用法 每周食用 2~3 次。

营养
功效

鸡蛋可滋阴润燥、补血强体，
与虾皮搭配，健脑益智效果
更好。

美味
秘诀

关火后再闷 3 分钟取出，鸡
蛋羹口感更嫩滑，孩子爱吃。

增强免疫力

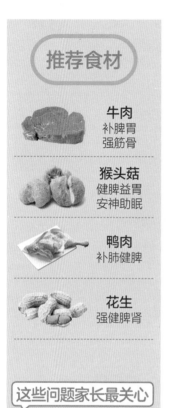

推荐食材

牛肉
补脾胃
强筋骨

猴头菇
健脾益胃
安神助眠

鸭肉
补肺健脾

花生
强健脾肾

这些问题家长最关心

孩子免疫力下降，有哪些小信号？

有的孩子每逢换季总会被感冒、发热盯上，平时大多吃饭不香、消化不好，需要健脾养肺，增强免疫力；有的孩子手脚总是冰凉的，每逢天气转凉还容易腹痛、腹泻，需要驱寒补阳气增强免疫力；有的孩子身体稚嫩，面色苍白，一受风就咳嗽，这些孩子平时体质较差，需要补肺。

脾肺肾同补，增强抵御邪气的力量

肾为先天之本，拥有强大的肾，是孩子身体健康的基石。肺主皮毛，是身体的卫士，有抵御外邪入侵的作用。脾为后天之本，作用是运化吃进去的食物，将之转化成身体所需要的精微物质。注意孩子脾肺肾的保养，可以增长抵御外界邪气的力量，提高免疫力。

推荐食疗方

归芪百合红枣汤

龙眼肉10克，黄芪、当归、枸杞子、百合、山楂各5克，红枣（剥开、去核）3颗。水煎取汁，每日一剂。此方有健脾养心、增强体质的功效。

花生红豆汤

红豆30克，花生米50克，糖桂花5克。红豆与花生米淘洗净，用清水浸泡2小时，将泡好的红豆与花生米连同水一并放入锅中，开大火煮沸后转小火煮1小时，放入糖桂花搅匀即可。每周服用2~3次。此汤能补血健脾，强健孩子体魄。

豇豆牛肉面 1.5岁以上

材料 牛肉 50 克，鸡蛋 1 个，豇豆 30 克，面条适量。

调料 盐 1 克，植物油适量。

做法

1 牛肉洗净，剁成肉糜；豇豆择洗干净，沸水焯熟后切丁；鸡蛋取蛋黄，打散，煎成蛋饼，切碎。

2 锅中加植物油，烧热后下牛肉糜翻炒至变色，放入豇豆丁和鸡蛋碎，翻炒片刻，加盐，肉酱就做好了。

3 将面条用水煮熟后盛出，加适量豇豆肉末酱与面条拌匀即可。

用法 午餐或晚餐食用。

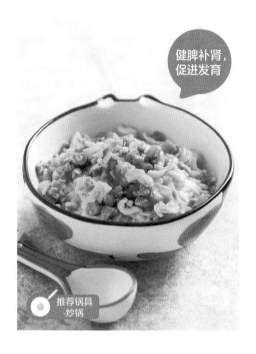

健脾补肾，促进发育

推荐锅具 炒锅

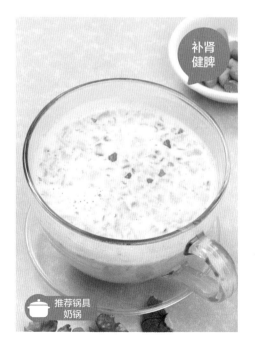

补肾健脾

推荐锅具 奶锅

花生核桃牛奶羹 2岁以上

材料 核桃仁、花生米各 50 克，牛奶 100 毫升。

做法

1 核桃仁、花生米洗净，碾碎。

2 锅置火上，倒入牛奶大火煮沸，下入核桃碎、花生米碎稍煮 1 分钟即可。

用法 佐餐食用。

营养功效 花生可补血健脾，与牛奶、核桃仁搭配，有助于孩子提升食欲，强健体魄。

美味秘诀 将核桃仁、花生米炒熟后再烹调，香味更浓郁。

专题3 预防孩子生长迟缓食养方示例

孩子生长发育迅速，一旦生病，则正气易虚而邪气易实。家长可在医师的建议下，选择具有健脾、开胃、消滞、益肾等作用的食药物质，如麦芽、山楂、百合、山药、鸡内金等，以及相应的食养方来助力孩子稳步成长。下面以6岁孩子为例，结合临床常见的问题列举食养方以供家长参考。

山楂麦芽汤
消食化积

材料 山楂5克，麦芽15克，干山药15克，橘皮2克，猪瘦肉100克。

做法

1 山楂、麦芽、干山药、橘皮洗净，浸泡30分钟；猪瘦肉洗净，切块。
2 将所有食材放入锅内，加适量清水，大火滚沸后改成中小火再煮30分钟，调味即可。

用法 可先在餐前30~60分钟喝1小碗汤，每周2~3次。

核桃桂圆粥
益智补脑

材料 核桃仁5个，干桂圆5克，益智仁5克，粳米50克。

做法

1 核桃仁、干桂圆、益智仁、粳米洗净。
2 所有材料放入锅中，加入适量清水，煮熟即可。

用法 可代替部分主食食用，每周2~3次。

枣仁百合排骨汤

开胃补肾

材料 酸枣仁 5 克，干百合 10 克，红枣 2 颗，猪排骨 100 克。

做法

1 酸枣仁轻敲砸碎，可装入小汤袋中；猪排骨切段，焯水，洗净；干百合洗净；红枣洗净，去核，对半切开。

2 所有材料放入锅中，加适量清水，炖煮约 1 小时，调味即可。

用法 晚餐佐餐或睡前喝 1 碗汤，每周 2~3 次。

板栗山药粥

补肾健脾

材料 鲜山药 100 克，板栗 5 颗，红枣 3 颗，粳米 50 克。

做法

1 板栗煮熟；红枣洗净，去核，对半切开；鲜山药去皮，洗净，切块。

2 粳米煮开后，倒入板栗、红枣，小火煮 30 分钟。再加入鲜山药，小火煮 30 分钟即可。

用法 可代替部分主食食用，每次 1 小碗，每周 2~3 次。

山楂鸡内金茯苓饼

消食补脾

材料 山楂 10 克，鸡内金 20 克，茯苓 30 克，山药粉 30 克，黑芝麻、白芝麻各 20 克，面粉 500 克。

做法

1 将山楂、鸡内金、茯苓研磨成粉。

2 与山药粉、面粉混合均匀，加水和面，擀成小薄面饼，撒上芝麻，放入烤箱，180 摄氏度烤制 10 分钟，烤熟即可。

用法 作为零食，餐后加餐，每次 2~3 块。

附录1 因人因地食养，孩子更健康
——不同地区儿童食谱示例

以6岁儿童举例，列举具有地方特色的一日三餐健脾养胃食谱以供参考，家长可根据不同年龄段孩子食物摄入量和食物性状进行调整，并结合地域特点、饮食习惯及孩子喜好进行合理搭配。

1. 西部地区气候干燥，此地区孩子应避免过量进食肥甘厚味的食物，不吃或少吃生冷及苦寒食物，以免加重脾胃负担。

2. 南部地区气候特点为"湿"和"热"，此地区孩子体质常见脾虚湿蕴、脾胃湿热，可多选择健脾、清热、祛湿等功效的食物调理脾胃。

3. 东部地区天气多阴雨连绵，气候寒湿，容易导致脾胃湿寒，平时可让孩子多吃点甘味的食物，健脾胃的同时能温阳散寒，并少食寒凉、辛燥食物。

4. 北部地区冬季气候寒冷，高盐高脂饮食可提供热量抵御严寒。由于长期吃肉，不少孩子脾胃易湿热，应避免过食油腻、辛辣食物。

西北地区特色儿童食谱示例

早餐	牛肉面（面条30克，牛肉20克，白萝卜20克） 煮鸡蛋（40克）　凉拌圆白菜（圆白菜80克）
加餐	苹果（200克）
午餐	二米饭（大米60克，小米20克） 土豆烧牛肉（牛肉40克，土豆20克，胡萝卜20克） 素炒油麦菜（油麦菜80克）　番茄鸡蛋汤（番茄20克，鸡蛋10克）
加餐	牛奶（300毫升）
晚餐	饼（面粉60克）　羊肉汤（羊肉20克） 白菜粉条炖豆腐（白菜80克，豆腐40克，粉条10克）

注：每天食物搭配参考《中国学龄儿童膳食指南（2022）》，家长可根据孩子的实际情况适当增减。

西南地区特色儿童食谱示例

早餐	香菇肉末粥（小米 15 克，香菇 10 克，猪肉 5 克） 炒绿豆芽（绿豆芽 60 克）　煮鸡蛋（鸡蛋 40 克） 韭菜猪肉包（面粉 40 克，韭菜 12 克，猪肉 8 克）
加餐	核桃仁（10 克），纯牛奶（250 毫升）
午餐	赤小豆米饭（大米 60 克，赤小豆 10 克） 粉蒸牛肉（牛肉 40 克，土豆 50 克） 柿子椒炒茄子（柿子椒 30 克，茄子 50 克） 番茄黄瓜汤（番茄 20 克，黄瓜 10 克）
加餐	蜜橘（150 克），酸奶（150 毫升）
晚餐	南瓜米饭（南瓜 20 克，大米 50 克） 青笋炒鱼丁（鱼肉 25 克，青笋 50 克，花生 4 克） 腐竹炒小白菜（小白菜 80 克，腐竹 10 克） 棒骨芸豆海带汤（海带 20 克，猪棒骨肉 10 克，芸豆 6 克）

东南地区特色儿童食谱示例

早餐	油菜肉丝面（面条 50 克，油菜 50 克，猪瘦肉 15 克） 煮鸡蛋（鸡蛋 40 克）　纯牛奶（250 毫升）　紫薯（50 克）
加餐	香蕉（200 克）
午餐	扁豆米饭（大米 50 克，白扁豆 10 克）　蒸丝瓜（丝瓜 60 克） 胡萝卜炒鸡腿肉（胡萝卜 50 克，鸡腿肉 25 克） 鲜菌豆腐汤（豆腐 50 克，香菇 5 克，小白菜 10 克）
加餐	酸奶（120 毫升）
晚餐	干炒牛河（湿河粉 100 克，牛肉 10 克，洋葱 15 克，韭菜 15 克） 西蓝花炒虾球（虾仁 20 克，西蓝花 50 克）　素炒油麦菜（油麦菜 60 克） 红枣银耳炖雪梨（红枣 10 克，银耳 5 克，雪梨 15 克）

东北地区特色儿童食谱示例

早餐	松仁糙米粥（松子仁 5 克，糙米 25 克） 豆沙包（面粉 50 克，豆沙馅 15 克） 韭菜炒鸡蛋（韭菜 50 克，鸡蛋 40 克）
加餐	纯牛奶（250 毫升），腰果仁（15 克）
午餐	燕麦米饭（大米 40 克，干榛蘑 5 克） 清炒小白菜（小白菜 80 克）　紫菜虾皮汤（紫菜 3 克，虾皮 5 克）
加餐	蜜橘（150 克），酸奶（150 毫升）
晚餐	山药米饭（大米 50 克，山药 25 克） 肉片炒菜花（猪肉 25 克，菜花 50 克，胡萝卜 10 克） 清炒豆角（豆角 60 克，干木耳 5 克） 冬瓜排骨玉米汤（猪排骨 25 克，冬瓜 40 克，玉米 30 克）

中部地区特色儿童食谱示例

早餐	香菇肉包（面粉 50 克，鸡腿肉 15 克，香菇 10 克） 菠菜炒鸡蛋（菠菜 30 克，鸡蛋 40 克） 红薯燕麦粥（红薯 50 克，燕麦 10 克，大米 10 克）
加餐	黄桃（100 克），酸奶（150 毫升）
午餐	豆面小窝头（豆面 20 克，荞麦面粉 40 克） 清蒸鲈鱼（鲈鱼 50 克）　清炒芥蓝（芥蓝 80 克） 小白菜蛤蜊豆腐汤（蛤蜊肉 10 克，北豆腐 30 克，小白菜 10 克）
加餐	苹果（100 克），牛奶（250 毫升）
晚餐	什锦炒饭（大米 40 克，胡萝卜 10 克，黄瓜 10 克，虾仁 10 克） 牛肉炒西蓝花（西蓝花 50 克，牛里脊肉 15 克） 醋溜白菜（白菜 50 克，柿子椒 10 克）　莲子银耳羹（莲子 5 克，银耳 3 克）

小儿强脾胃推拿方法速查

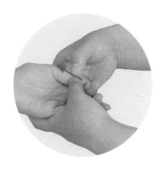

补脾经

方法： 用拇指指腹从孩子拇指指尖向指根方向直推脾经 100 次。

功效： 改善孩子吃饭不香。

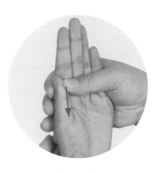

清胃经

方法： 用拇指指腹从孩子大鱼际外侧缘掌根处直推向拇指根 100~300 次。

功效： 健胃消食，缓解打嗝；调理睡觉磨牙。

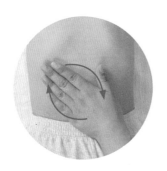

摩腹

方法： 以肚脐为圆心，以肚脐至剑突尖距离的 2/3 为半径画圆，沿此轨迹顺时针与逆时针交替按摩腹部 5 分钟。

功效： 改善伤食腹泻。

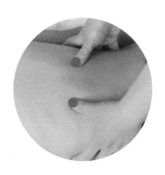

揉脾俞

方法： 用拇指在孩子脾俞穴上按揉 100~300 次。

功效： 温补脾阳，缓解手脚冰凉。

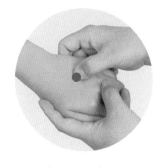

按揉外劳宫

方法： 用拇指按揉孩子
外劳宫穴 100 次。

功效： 缓解孩子肠鸣。

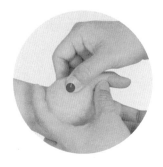

揉板门

方法： 用拇指端揉孩子
板门穴 3 分钟。

功效： 清胃热，除口臭。

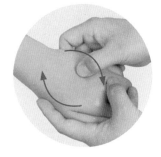

揉外劳宫

方法： 用拇指端运孩子
外劳宫 100 次。

功效： 温养脾肾，改善
小儿遗尿。

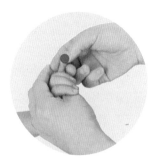

按揉肾顶

方法： 用拇指揉孩子肾
顶穴 100 次。

功效： 固表止汗。常用
于自汗、盗汗。

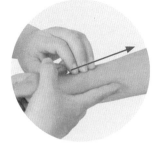

推三关

方法： 食指、中指、无
名指并拢，自孩
子腕横纹直推至
肘横纹 100 次。

功效： 改善孩子体虚，
增强免疫力。

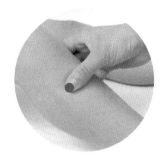

按揉足三里

方法： 用拇指指腹按揉
孩子足三里穴
100 次。

功效： 促进消化，改善
孩子肥胖。